上海市老年教育普及教材

上海市学习型社会建设与终身教育促进委员会办公室

健康也能吃出来

合理膳食与老年健康

（第二版）

科学出版社

北京

上海市老年教育普及教材编写委员会

本书编写组

编　　著:蒋一方

丛书策划

朱岳桢　杜道灿

前　言

　　根据上海市老年教育"十二五规划"提出的实施"个、十、百、千、万"发展计划中"编写100本老年教育教材，丰富老年学习资源，建设一批适合老年学习者需求的教材和课程"的要求，在上海市学习型社会建设与终身教育促进委员会办公室、上海市老年教育工作小组办公室和上海市教委终身教育处的指导下，由上海市老年教育教材研发中心会同有关老年教育单位和专家共同研发的"上海市老年教育普及教材"，共100本正式出版了。

　　此次出版"上海市老年教育普及教材"的宗旨是编写一批能体现上海水平的、具有一定规范性、示范性的老年教材；建设一批可供老年学校选用的教学资源；完成一批满足老年人不同层次需求的、适合老年人学习的、为老年人服务的快乐学习读本。

　　"上海市老年教育普及教材"的定位主要是面向街（镇）及以下老年学校，适当兼顾市、区老年大学的教学需求，力求普及与提高相结合，以普及为主；通用性与专门化相兼顾，以通用性为主。编写市级普及教材主要用于改善街镇、居村委老年学校缺少适宜教材的实际状况。

　　"上海市老年教育普及教材"在内容和体例上尽力根据老年人学习的特点进行编排，在知识内容融炼的前提下，强调基础、实用、前沿；语言简明扼要、通俗易懂，使老年学员看得懂、学得会、用得上。教材分为三个大类：做身心健康的老年人；做幸福和谐的老年人；做时尚能干的老年人。每个大类包涵若干教材系列，如"老年人万一系列"、"中医与养生系列"、"孙辈亲子系列"、"老年人心灵手巧系列"、"老年人玩转信息技术系列"等。

"上海市老年教育普及教材"在表现形式上，充分利用现代信息技术和多媒体教学手段，倡导多元化教与学的方式，创新"纸质书、电子书、计算机网上课堂和无线终端移动课堂"四位一体的老年教育资源。在已经开通的"上海老年教育"App上，老年人可以免费下载所有教材的电子版，免费浏览所有多媒体课件；上海老年教育官方微信公众号"指尖上的老年学习"也已正式运营，并将在2015年年底推出"老年微学课堂"，届时我们的老年朋友可以在微信上"看书"、"听书"、"学课件"。

"上海市老年教育普及教材"编写工作还处于起步阶段，希望各级老年学校、老年学员和广大读者提出宝贵意见。

上海市老年教育普及教材编写委员会

2015年6月

目 录
Mulu

第三章　老年人的食养与食疗

第一章 科学膳食的原则

古人云：民以食为天。随着生活水平的提高，我们的食品也逐渐多样化。然而，形形色色的食品带给我们味蕾享受的同时，也带来了各式各样的疾病，如肥胖症、高血压、糖尿病、食物中毒等。面对各种饮食带来的问题，我们并非无能为力。怎样合理烹调、科学安排三餐？如何做到合理营养和膳食平衡？哪些是我们必须要摄入的营养呢？希望本教材可以帮助您了解一点科学膳食的知识，让您"吃出健康来"。

本章讲述的是科学膳食的基础知识，主要包含两部分的内容，即科学膳食的基本知识以及合理膳食的四原则。

 知识点汇总

➢ **知识点一：科学膳食**

膳食是人体热能和各种营养素的来源，是健康的基础。科学的膳食可以提供人体所需的全部营养素和维持我们生命活动的能量，使我们有强健的身体，高质量的生活。

科学膳食的核心是合理膳食结构，科学膳食要管住自己的嘴巴。

➢ **知识点二：食物的多样化原则**

家庭膳食结构应包括粮食组，蔬菜组，水果组，动物性食品组，奶及奶制品、豆奶及大豆制品组，油脂和糖盐组食品，做到缺一不可。要基本上做到每天菜谱中包括牛奶、鸡蛋、数样荤菜和蔬菜、水果、米面杂粮，并且要经常性吃豆制品。每一营养食品组内食物不仅品种要经常翻新，而且数目也要丰富。一般来说，每日摄入食物品种宜保持在15~20种。另外每周要安排1~2次，摄入一些富含特殊营养成分的食品。

➢ **知识点三：食物的均衡性原则**

要按比例吃各食品组的食品，每人每天各组食品的推荐量如下：

✧ 粮食组：150~500克。

✧ 蔬菜组：100~500克。

✧ 水果组：75~200克。

✧ 动物性食品组：禽畜鱼肉类85~150克，蛋类50克。

✧ 奶及奶制品、豆奶及大豆制品组：鲜牛奶200~400毫升（相当于奶粉28~56克），豆制品（如豆腐干）平均25~50克。

✧ 油脂和盐糖组：油脂10~25克，糖类5~15克，食盐2~5克。

该食物总量框架适合2岁儿童至成人。

➢ **知识点四：食物的适量原则**

烹调时少用油脂，以植物油为主，少吃重油或油炸食品，动物性食物摄入量适当；挑选鱼肉、瘦肉，少吃肥肉和含饱和脂肪酸较多的荤油；少吃或不吃家禽的皮；控制动物内脏或蛋黄摄入量；节制食糖用量；控制充气饮料及含糖果汁的摄入总量；适量用盐；限制饮酒；少吃或不吃饱和脂肪酸。

➢ **知识点五：食物的个性化原则**

食物天然属性、季节变换以及烹调方法应与摄食者的体质相一致；膳食结构及食量应与摄入者的身体活动相一致；膳食结构及食量应与摄入者目前营养状况相一致。

要吃出健康必须科学膳食

> ➤ 什么是科学膳食？

膳食是人体热能和各种营养素的来源，是健康的基础。科学的膳食可以提供人体所需的全部营养素和维持我们生命活动的能量，使我们有强健的身体，高质量的生活。但如果简单地把四季科学膳食理解为春夏季吃什么好、秋冬季吃什么好，就一定会走入误区。因此，有一些基本的营养学知识，必须让大家都理解与掌握，这是学习科学膳食的前提和基础。

什么是科学膳食呢？是不是去找各式各样好食品吃就能健康了呢？回答是否定的。下面举个例子来说明。

鸡是好食品，它的蛋白质含量高，含脂量也较低，用油炸一下味道很香也很可口；加一些蔬菜如番茄片、生菜也是好食品；再拿一个面包提供碳水化合物也是不错的选择，如放上一些蛋黄酱调味味道更好。把这些食物合在一起就是鸡块套餐，这一类洋快餐的特点是高热能、高蛋白、高脂肪、低膳食纤维，是三高一低的垃圾食品。

现在社会上流行说"吃四条腿的不如吃两条腿的，吃两条腿的不如吃一条腿的，吃一条腿的不如吃没有腿的"，所以建议多吃鱼。这话对吗？鱼毫无疑问是好食品。它的蛋白质含量高，肉质细腻，容易消化吸收，而且含脂量低，又多为不饱和脂肪酸。但倘若吃太多鱼，蛋白质供应太多，而蛋白质又是酸性食物，吃多了人体慢慢就会变成酸性体质。不仅会加重肝肾的负担，而且也是肿瘤所喜欢生存的环境。有些人喜欢补蛋白粉，认为营养价值高，要知道多吃蛋白粉也会造成类似的结果。

现在也流行多吃杂粮，认为多吃杂粮对人体健康有益。事实真的是这样吗？杂粮中所含的膳食纤维具有两面性，一方面有促进肠道蠕动,有利于调节肠胃道功能,排出有害物质,减少胆固醇的吸收;一方面膳食纤维具有结合人体所需的重要元素钙、铁、锌的能力,影响人体对它们的吸收利用,而且大多数的杂粮粥都是高血糖指数食品,摄入以后使血糖上升很快,对糖尿患者并不适宜。

总而言之,找好食品吃,不仅不等于好营养,而且可能会偏离科学膳食。因此,笔者认为讲四季科学膳食,不是首先推荐吃什么好食品。

科学膳食的核心是合理膳食结构

一个人或一个家庭吃得合理不合理,科学不科学,关键是要看家庭膳食的结构是否合理。也就是说,科学膳食的核心是合理膳食结构。所谓膳食结构就是指我们每天摄取的食物种数与数量。

请看下面一张图,这是笔者设计及研制的"中国居民食品指南金碗图",在2000年的第十七届世界营养大会上曾作过介绍。

这张科学膳食的膳食结构图显示了科学膳食的全部信息。

中国居民食品指南金碗图
（适合2~18岁及健康成人）

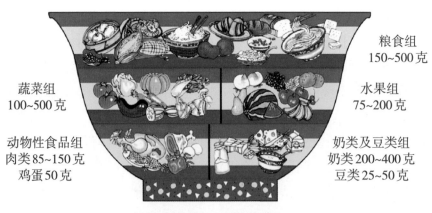

为了让大家看懂这张"中国居民食品指南金碗图",笔者对图内所含信息向大家进行讲解。

◇ 显示出食品分组的概念,图上一共有六个组:粮食组,蔬菜组,水果组,荤菜组,奶及奶制品、大豆及大豆制品组以及油脂和糖盐组。各个食品组包含了许多种食物,提示科学膳食必须落实食物多样化原则。

◇ 碗底显示的是高能量食品组:油、糖以及盐,提示要节俭食用的原则。

◇ 在图上显示出各组食品之间大小比例关系。提示要按比例吃各组食品的原则,以保持营养的均衡性。

◇ 各食品组有三种颜色:红色代表温热性食物,蓝色代表寒凉性食物,金黄色代表平性食物。提示选择食品要适合自己的体质情况,要落实好个体化的原则。

上面提到**"多样化、按比例、适量以及个体化"** 4个原则就是科学膳食的章法,就是家庭平衡膳食的组织原则。按这4个原则组成的家庭平衡膳食,是一切家庭最合理、最理想的膳食。它的特点是:能提供人体所需的热能与所有营养素,不但达到全面营养的要求,并且营养素之间的比例合适,达到均衡营养的要求。所以,学习科学膳食,讲究的是"如何吃"的原则与方法,"如何吃"是"吃什么"的总纲,是指导吃什么的指南。

科学膳食要管住嘴

在营养学行为中,"是嘴巴管着脑子,还是脑子管着嘴巴",这是一个原则问题。在生活中有不少人是嘴巴管着脑子。有些人特别喜欢吃油炸食品;有些人见了酒就忘了东南西北;有些人无荤不吃饭;有些人光吃菜不吃饭,以为这是生活水准提高的表现;有些女同胞特别喜欢吃零食,也不管零食有色素、防腐剂、甚至还有某些致癌物如糖精、甜蜜素等;有些人走过熟食店,仿佛见了老朋友,岂不知加工食品危险多多;凡此种种,不胜枚举。所以,为了各位的健康,就一定要做到用脑子来管着嘴巴。

健康是个宝，人人都想要，老天不给你，自己要努力。笔者的观点是找健康，一定要拿出找对象的劲头来，理由是找对象时肯改一改不良习惯，能下决心把自己不健康的生活方式改掉。世界卫生组织强调说：健康的生活方式是健康的基石。所以，不单单是要吃得科学，还应有决心把影响我们健康的各种危险因素铲除掉。那么，我们盼望的健康方能如愿以偿。

 ## 科学膳食四原则

➤ 食物的多样化原则

科学膳食的基础是平衡膳食。为了保证有合理的膳食结构，需要依赖于多样化、按比例吃、适量原则及个性化原则四把尺子。今天讲食物多样化原则就是要落实全面营养的目的。人体健康所必需的营养素有七大类：蛋白质、脂肪、碳水化合物、维生素、矿物质、水以及膳食纤维。如果要细分的话，我们人体所需的必需营养素约有40多种，再把常量元素，如钙、磷、钾、钠等算在内共有50多种。因此仅仅摄取少数食品，显然营养是不全面的。但是，如将多样化仅仅简单地理解为摄入食品种数要多也是不全面的，只有在保证膳食结构完整性的前提下，吃得杂一些才是合理的。

营养性食品分成五个组，下面我们将对这五个组一一进行讲解。

1. 粮食组

包括粗细杂粮。主要提供碳水化合物，是国人膳食热能的主要来源。也提供蛋白质、B族维生素、矿物质和膳食纤维。要避免单纯吃细粮，适当摄取粗粮、杂粮及全麦制品等。

2. 蔬菜组

可分为深色与浅色。深色包括绿色、深绿色、红色、黄色、紫色。主要提供胡萝卜素、维生素C、维生素B₂和叶酸、矿物质（钙、磷、钾、镁、铁）和膳食纤维。深色蔬菜营养较为丰富，应占供应量的一半左右。

3. 水果组

各种鲜果。可提供丰富的维生素C及膳食纤维，尤其是果胶可促进肠道蠕动，利于消化。

4. 动物性食品组

包括畜肉、禽、鱼、蛋、虾、动物内脏及海产品。主要提供蛋白质、脂肪、矿物质和维生素A及B族维生素等。要避免老是吃少数几样荤菜。

5. 奶及奶制品、豆奶及大豆制品组

包括新鲜牛羊奶、酸奶、奶酪、奶粉、豆奶及豆制品。主要提供蛋白质、不饱和脂肪酸、B族维生素和磷脂等。还提供丰富的钙，是天然钙质的良好来源。上述五个组食品又可称之为营养性食品组或保护性食品组。

另外，油脂和盐糖组称为高能量食品组，包括动植物油脂，各种食用糖、盐和酒类。主要提供能量，摄入过多会引起肥胖，也是某些慢性病的危险因素，应采取适量食用原则。

家庭膳食结构应包括上述各食品组食物，要做到缺一不可。要基本上做到每天菜谱包括牛奶、鸡蛋、数样荤菜和蔬菜、水果、米面杂粮，并且要经常性吃豆制品。每一营养食品组内食物不仅品种要经常翻新，而且数目也要丰富。一般来说，每日摄入食物品种宜保持在15~20种，要提倡吃得杂一些，广一些。菜肴避免单一品种。另外每周要安排1~2次，摄入一些富含特殊营养成分的食品，例如肝脏、海带或紫菜。也可以安排摄入一些硬果类如核桃、瓜子、长生果等食品，这些食物含有丰富的铁、碘、锌、维生素A、维生素B₁、维生素B₂、维生素B₁₂以及必需脂肪酸等。

现在我们了解了五类营养食物组，接下来我们就一起来看看如何做到日常膳食多样化？

要落实食物多样化，每个家庭都必须学会制作多样化菜肴的技能，要改变单打一的菜肴制作。下面就介绍一些具体的应用技能。

1. 水果

家庭需经常保持有3~5种水果。有条件的话种类再多一些也是有益的。吃水果除了临睡前不要吃之外，其余时间都可以吃。

例子：酸奶拌水果是一道美味的饭后点心。可以将削皮后的水果，切成块、或丁，然后加入原味酸奶，每次1~3个品种都可以。春季可吃木瓜酸奶、草莓酸奶、什锦酸奶（苹果、香蕉、梨）。

2. 奶类

奶制品的花色品种很多。有新鲜牛奶、酸奶和奶酪三大类。奶制品不仅美味可口，而且含有丰富的钙质和蛋白质。

例子：奶酪可比作 洋豆腐干 ，是早餐营养面包的好伙伴。但不建议喝特香浓的牛奶。有乳糖不耐症的人可以试着喝酸奶，因为其中的乳糖已被分解为半乳糖。牛奶也可以用来制作牛奶菜肴，别有一番风味。

3. 蔬菜类

单打一的蔬菜营养不够全面。因此要学会制作多样化的菜肴。

例子：炒五丁（肉丁、土豆丁、茭白丁、胡萝卜丁、豆腐干丁），炒五丝（将丁改为丝即可，也可以换花样：肉丝、青椒丝、土豆丝、胡萝卜丝、茭白丝），双菇炒青菜（香菇、蘑菇、青菜），素罗宋汤（洋葱、土豆、卷心菜、番茄与番茄酱、胡萝卜、扁尖笋），烩素什锦（冻豆腐、黑木耳、卷心菜、平菇、土豆、胡萝卜、肉片、冬笋片），蔬菜沙拉（紫甘蓝、樱桃、番茄、黄瓜、粟米粒、青豌豆、苹果、梨、沙拉油）等。

4. 荤菜类

荤菜菜肴也要多样化。

例子：清蒸鱼可改成鱼羹：鱼清蒸后将鱼肉单独取出，放入烧锅内加水煮化，加入肉丝、笋丝、蘑菇片、青豌豆、胡萝卜片、嫩豆腐块，最后勾芡。红烧肉不要单独做，可以学会做 四兄弟红烧肉 ：猪肉、豆腐干、白煮蛋、胡萝卜块。这样的设计有营养学的考虑，米饭和面食中缺少赖氨酸，而豆制品中含量丰富；豆制品中缺少蛋氨酸，鸡蛋和猪肉中却含量丰富，因此起到了蛋白质互补的作用。这个菜肴可以较大地提高蛋白质的吸收和利用。其他多样化菜肴如荤素肉丸（肉糜、土豆及胡萝卜），罗宋汤（牛肉、洋葱、卷心菜、土豆、胡萝卜、番茄酱），鸭子汤（可加山药、黑木耳、扁尖笋、蘑菇）等。鸡汤也可采取同样的方法。

5. 粮食类

不要老吃白米、白面，由于加工精制，流失了大量的维生素和矿物质，因此可选择全麦类食品。

例子：全麦面包、杂粮面包。这些食品保留了较多的种皮，营养成分较好。杂粮与细粮的比例为1:10。所以杂粮也不宜多吃，尤其杂粮粥不要经常吃，因为大多是高血糖生成指数食品（血糖生成指数大于55）。杂粮以煮新鲜玉米棒子、蒸红薯或芋头较为适宜。可以在早餐时吃，也可经常少量食用。

➤ **食物的均衡性原则**

平衡膳食第二个原则是食物均衡性，简单讲就是要按比例吃各食品组的食品，按比例吃可使营养素之间保持平衡。如不按比例吃，平衡膳食的食物结构就会破坏，身体就得不到平衡营养，健康就没有保障。因此,按比例吃各营养性食品组食品显得更为重要。而且按比例吃一定要掌握推荐量与合理搭配。

各组食品的推荐量适用于健康者。推荐摄入量一般是指食物生重。成人一般可选推荐的最高量。

1. 粮食组

每人每天150~500克。膳食应以谷类为主。注意细粮与粗杂粮搭配吃,要增加全麦面包、麦片、玉米、高粱、干豆类及薯类的摄入量,搭配吃可提高蛋白质的利用。细粗粮之比约为10:1,粗粮摄入量不宜过高,过多的膳食纤维会影响某些营养素如钙、铁、锌等的吸收。不吃饭或少吃饭,营养一定是不合理的。主食中的碳水化合物除了供给热能外,还有保肝解毒的重要生理功能。虽然目前主食的摄入量普遍降低,但成人每天最少摄入量也不应低于200~250克。否则,碳水化合物的供能很难达到全天总能量的55%~65%。

2. 蔬菜组

每人每天100~500克。其中1/3至1/2的量应为深色蔬菜。注意蔬菜量一定要大于荤菜量。要以增加蔬菜的花色品种,及合理的烹调来提高蔬菜摄入量,但过多也不宜。蔬菜和水果是呈碱性食品,是保证我们内环境呈微碱性的重要食材。

3. 水果组

每人每天75~200克。吃水果可从早上开始,蔬菜水果不可互相替换,要搭配吃。

4. 动物性食品组

禽畜鱼肉类每人每天85~150克。禽肉畜肉河鲜海鲜要轮换地吃,猪肉含脂肪较高,可适当增加水产品及禽类摄入而减少猪肉量。动物内脏要适量吃。蛋类:每人每天50克,患高血压、高血脂者1周可吃3~4个。

吃荤菜应避免集中吃,要分散在一日三餐每餐吃。

5. 奶及奶制品、豆奶及大豆制品组

鲜牛奶每人每天200~400毫升（相当于奶粉每人每天28~56克）。

不爱喝或喝了肠胃道不适者可试用酸奶或其他奶制品，或者改喝豆奶。豆制品（如豆腐干）每人每天平均25~50克。

6. 油脂和糖盐组

油脂每人每天10~25克。糖类每人每天5~15克。食盐每人每天2~5克，菜肴宜淡不宜咸。要少用味精。

对于高龄老人和患有慢性病的老人，在选择食品时最好听取医生的建议。

有人说，按比例吃要真正地做到而且是持之以恒好像很难。其实挑食偏食才是破坏按比例吃原则的最大障碍。其原因主要与个人的食物取向直接有关。有不少人满足于适口而珍，对不健康膳食行为或不良嗜好安之若素。殊不知许多疾病正悄悄地侵袭和吞噬着健康的机体，健康正渐渐地远离而去。因此，有不良嗜好者须立即醒悟，下决心改正，这才是营养膳食的硬道理。

> **食物的适量原则**

平衡膳食原则之三是食物的适量原则，主要强调在膳食中避免摄入过多与一些疾病有关的成分，如油脂、糖、盐以及胆固醇等。因此，膳食中油脂总量、饱和脂肪酸和胆固醇的摄入量要降低。糖和盐（钠盐）的用量都要适量。

在实际生活中如何操作呢？请参考以下的具体建议：

◇ 在烹调时要少用油脂，应以植物油为主，少吃重油或油炸食品，动物性食物摄入量要适当。菜肴不要太油腻，不要经常吃洋快餐。家庭不要使用超市买回来的大塑料桶油直接炒菜，要分装到小瓶里储存、使用。要学会采用水煮菜的方法，例如煮西兰花、煮西葫芦等。也可以吃凉拌蔬菜沙拉。

◇ 挑选鱼肉、瘦肉，少吃肥肉和含饱和脂肪酸较多的荤油。要挑选含脂量低的荤菜，每周食用鱼、禽的次数要多一些，代替经常吃猪肉。虾的含脂量也较低。

❖ 家禽的皮最好少吃或不吃，因为皮中脂肪和胆固醇含量较多。如喜欢吃也只能偶尝一下。

❖ 控制动物内脏或蛋黄摄入量，可减少胆固醇的摄入。每人每天胆固醇摄入量应小于300毫克。鸡蛋一周吃3~4个为宜。

❖ 节制食糖用量，控制糖和油脂含量高的巧克力、冰淇淋、甜食、蜂蜜、糖果、奶油蛋糕等的摄入总量。

❖ 控制充气饮料及含糖果汁的摄入总量，不能用饮料代替饮水。家庭要少购这些高能量的食品。

❖ 适量用盐，菜肴宜清淡少盐。尤其是老年人，由于味蕾的退化，经常会在菜肴中多加盐。因此最好使用定量的盐勺，每人每天5克盐为宜。

❖ 酒是一种高能量的食品。啤酒是液体面包，多喝会长胖。酒精的化学名称叫乙醇，乙醇对人体的肝脏有直接的损害作用，可以引起酒精性脂肪肝，严重时可导致肝硬化。因此要限制酒量。相当多喝酒的人喝酒后不吃饭，这不好。由于淀粉具有保肝解毒的功能，不吃饭肝脏损害更大。

❖ 要少吃或不吃饱和脂肪酸：如猪油、黄油。此外如棕榈油（是方便面和炸薯片的油）、可可籽油，虽有植物的名称，但也属于饱和脂肪酸，要慎吃。植物黄油属反式脂肪酸，可以降低高密度脂蛋白水平，提高低密度脂蛋白水平，不建议食用。有些油有较好的保健功能，如葡萄籽油、米糠油，有很好的抗氧化能力，对健康有益。橄榄油也是不饱和脂肪酸，但属于单不饱和脂肪酸。

上述食物适量原则是科学膳食的原则之一，应该一年四季都要遵循。

> **食物的个性化原则**

平衡膳食原则一共有四条，前面介绍了三条，接下来介绍最后一条：个性化原则。个性化原则主要强调三点。

食物天然属性、季节变换以及烹调方法应与摄食者的体质相一致

中医学知识告诉我们,食物的天然属性可以分为三类:温热性、寒凉性和平性。不同体质的人应选择与自己体质相宜的食物,可利用下表来判断自己的体质情况。内热重的人应多选平性或寒凉性的食物,脾胃虚寒的人应多选温热或平性的食物。同样,夏季宜选平性或寒凉性食物,冬季宜选温热性或平性食物。烹调方法中如果选用葱、姜、大蒜、大蒜叶、各种调料如大小茴香、肉桂、花椒、良姜、辣椒类、胡椒类以及料酒等都可能不同程度改变凉性食物的性质,在烹调时要予以考虑。食物加工如采用炖、烤、烩、炸、烧、煨等方法时,也可能改变食物性质,使之变得温热。夏季生长的蔬菜一般偏凉,冬季生长的蔬菜一般偏热,带壳的食品一般偏凉,带香味的蔬菜一般偏热。摄食者宜根据个人实际体质情况,动态地调配不同属性食物,及选择合理的烹调方法,做到天 物 人三者的辩证统一。

体质状况判断表

体 质 状 况		
体 质	热	凉
舌质和舌苔	红或深红、黄苔或无苔	苍白、湿润或白苔
饮水情况	口渴或喜欢喝水	喜喝热水或不喜欢喝水
粪 便	便秘和(或)大便干硬	大便松软、不成形和(或)有时腹泻
尿	尿色深和(或)尿少	尿色浅和(或)多尿
其 他	口苦,口臭或口腔溃疡,怕热。如果吃了过多热性食物,上述症状会明显或加重	怕冷。如果吃了过多凉性食物,上述症状会明显或加重

膳食结构及食量应与摄入者的身体活动相一致

一个人的进食量应与他身体活动量相平衡。食物提供人体能量,身体活动消耗能量。如果进食量大,活动量小,多余的能量就会在体内以脂肪的形式积存即增加体重。在进食量相似的情况下,所摄食物

的结构不同,如摄入含脂肪量较高食物,所得能量较高,反之亦然。一般而言,上午和下午活动量较大,因此要强调吃好早餐和吃饱午餐。晚餐离睡眠时间较短,就不应吃得太多太饱。退休人员也要做到早饭吃好、中饭吃饱、晚饭吃少。能量的全天安排为:30%、40%和30%。也可以早饭、中饭各为25%和35%,节省下来的可作为点心加餐。但是目前不少家庭晚上一家人相聚,菜肴较为丰盛,而且食物结构以高蛋白、高脂肪为主,造成晚餐提供的能量太多。这样,多余的能量就会在体内以脂肪的形式积存,长此下去就会超重或肥胖。

膳食结构及食量应与摄入者目前营养状况相一致

就一般健康者而言,推荐的三大物质供能的比例为:蛋白质占总热能的10%~15%,脂肪占20%~30%,以及碳水化合物占55%~65%。个体化原则强调膳食的食物结构及食量应与摄入者目前营养状况相一致。具体来说,体重异常者应该根据目前体重是偏重还是偏瘦,以及偏离正常体重的程度来决定食量大小,以及食物的结构。体重过高或过低都是不健康的表现,因此,要将偏离的体重恢复正常,必须根据目前的营养状况区分对待。偏胖的要控制摄入量,食量要减少,要少吃油腻和糖等高能量的食品,多参加体育活动,纠正挑食、偏食和贪吃零食的不良膳食习惯。偏瘦的也要适当增加进食量和油脂的摄入量,以维持适宜的体重。一个人的体重应保持长期不变,或变动范围在3%~5%。

个性化原则强调膳食要遵循中医学的指导,科学地对"食物既可养人又可伤人"的两面性提出相应对策。

 互动学习

1.判断题:

（1）研究表明,鱼肉含有丰富的蛋白质,是人体所需要的,所以我们要尽可能多吃鱼。   （   ）

（2）科学膳食有四原则,分别是:多样化原则、均衡性原则、适量原则、个性化原则。　　　　　　　　　　　　　　　　（　　）

（3）人体健康所必需的营养素有七大类:蛋白质、脂肪、碳水化合物、维生素、矿物质、水以及膳食纤维。　　　　　　　　（　　）

（4）我们可以通过舌苔颜色来判断体质状况,如果舌苔湿润,则属于温热体质。　　　　　　　　　　　　　　　　　　（　　）

（5）中医学知识告诉我们,食物的天然属性可以分为三类:温热性、寒凉性和平性。　　　　　　　　　　　　　　　　（　　）

2. 思考题:请结合教材内容思考,您最近一周的膳食是否合理?如果不合理,该如何改进?

参考答案

1.判断题:（1）　;（2）√;（3）√;（4）　;（5）√。

2.思考题提示:营养学不仅要做到我知道什么,更重要的是我会什么,要把学到的知识落实到实际生活中去。

 拓展学习

延伸阅读

老年人常见的膳食误区

橄榄油是家庭首选的用油吗?

我国家庭炒菜传统用的是烹调油,如大豆油、玉米油、菜籽油、葵花籽油、花生油、米糠油等。它们具有许多重要功能,不仅供给能量,而且还能帮助脂溶性维生素吸收,保证神经系统正常发育，参与合成重要的生理活性物质。它们主要是由多不饱和脂肪酸所组成，含有较多的必需脂肪酸：亚油酸和亚麻酸。其中α-亚麻酸，可以在人体内转化为脑黄金（DHA），有助于保护视力。橄榄油虽然也含有丰富的不饱和脂肪酸，但以单不饱和脂肪酸为主，主要为油酸，约占80%以上。我国产的茶油与橄榄油性质相似，都含有较少的必需脂肪酸，其中α-亚麻酸含量甚少，无法满足机体的需要。因此，建议家庭用油以烹调油为主，不建议橄榄油或茶油作为主要用油。橄榄油可以在三方面使用：做菜汤、蔬菜沙拉以及吃面条时使用。

荤油可以常用来炒菜吗？

荤油也就是动物油脂，动物油脂来自鱼类、禽类与畜类。鱼类含脂量较低，且鱼油为多不饱和脂肪酸，可以食用。禽类的脂肪中有一半左右是多不饱和脂肪酸，所以鸡汤、鸭汤中的油脂可以适量食用。畜肉中含脂量较高，其中猪肉含量最高，在见不到肥肉的大排骨中含脂高达20%左右。瘦的牛羊肉含脂较低，但多是饱和脂肪酸。因此，家庭不需要另外使用动物油脂来炒菜。

用植物黄油做的食品，可不可以多吃？

植物黄油是采用化学的氢化方法，将不饱和的植物油转变为饱和脂肪酸。如人造奶油（植物黄油）、酥油等，它主要存在于各种加工食品如较香的饼干糕点中，也存在于瓶装花生酱、芝麻酱等食物中。此种油脂可降低好的胆固醇（高密度脂蛋白）含量，提高不好胆固醇（低密度脂蛋白），对健康不利，所以不宜多食。市场上还有一种有植物名称的油，如棕榈油、可可籽油、椰子油，它们的性质属于饱和脂肪酸，也不宜多食。

多吃杂粮对身体有好处吗？

粮食类包括细粮与杂粮。对"多吃杂粮对身体有好处"的说法，从营养学的角度来说，这是不正确的。其理由是：

1. 从食用的数量上来看，上海营养学会建议细粮与杂粮的比例为10:1，显然，杂粮不宜多吃，要适量的吃。我们每天的能量有50%~60%来自碳水化合物，主要依赖粮食中的细粮来提供，所以饭称之为主食，主食除了给人体提供能量外，它所含有的丰富碳水化合物还具有保肝解毒的重要功能，也是三大营养素中唯一能减轻肝脏负担的成分。因此每天都应食用足量的主食。

2. 杂粮中含有膳食纤维，是第七营养素。它是一种特殊的、不能被人体消化的碳水化合物。以其溶解度可分为水溶性膳食纤维与非水溶性膳食纤维。非水溶性膳食纤维包括纤维素、木质素和一些半纤维素。在小麦糠、玉米糠、芹菜、果皮和根茎蔬菜中含量较丰富。它可增加粪便的体积，降低患肠癌的风险，同时可通过吸收食物中有毒有害物质，来预防便秘和憩室炎，并可以减低消化道中细菌，利于排出毒素。可溶性膳食纤维包括果胶、树胶、黏胶及少数半纤维素，存在于一些非纤维性物质中。我们吃的大麦、豆类、胡萝卜、柑橘、亚麻、燕麦和燕麦糠等食物都含有丰富的水溶性纤维。它可降低胆固醇的吸收，并加快它的排泄；并可让血液中的血糖和胆固醇控制在最理想的水准，还可以降低甘油三酯。膳食纤维虽有重要作用，但杂粮具有两面性。它可以与食物中的微量营养素结合，如锌铁铜等，影响到人体对它们的吸收利用。同样也会影响钙的吸收。这些元素是目前我国居民容易缺乏的元素。大量食用含纤维素多的杂粮，可以造成这些元素的缺乏而影响健康。

糖尿患者应该多吃杂粮吗？

目前已经证实，一些杂粮粥，如玉米粥是高血糖生成指数食品，食后血糖上升很快，需要分泌胰岛素来降低血糖，而糖尿患者胰岛素分泌相对不足，血糖不能很好控制，因此会加重病情，不宜经常食用。高血糖指数食品对超重肥胖者、及糖尿病患者都不适宜常吃多吃。

血糖生成指数（简称 GI）食品是一个新的概念。将标准参照物葡萄糖的 GI 值定为 100。其他食物与葡萄糖相比，凡血糖生成指数越高的食物，升高血糖的效应越强。按国际惯例可分成三类：GI<55 的食物称为低 GI 食物；GI>70 的食物称为高 GI 食物；两者之间为中 GI 食物 (55~70)。大家可参见表 1 的数据。糖尿患者应选低 GI 食物为好，这样血糖就不会迅速升高。

因此我们建议杂粮可以食用，但不宜多吃。要注意杂粮的供应形式。如我们可以在早餐时提供全麦面包或黑面包，一小段煮熟的新鲜玉米或蒸红薯，适量水果，并且在正餐时注意荤素搭配合理，每天摄取较多的蔬菜与水果。

表1 粮食类GI值

小麦(整粒,煮)	41	大米粥	69.4
混合谷物面包	45	小米饭	71
50%大麦粒面包	46	玉米片	73
面条(小麦粉,硬、扁、粗)	46	油条	74.9
玉米面粥	50.9	烙饼	79.6
玉米(甜,煮)	55	大米饭	83.2
爆玉米花	55	桂格燕麦片	83
面条(硬质小麦粉,细)	55	糯米饭	87
比萨饼	60	馒头（富强粉）	88.1
汉堡包	61	法国棍子面包	95
小米粥	61.5	面条(全麦粉,细)	35

表2　混合膳食GI值

米饭+鱼	37	牛肉面	88.6
米饭+芹菜+猪肉	57.0	番茄汤	38
米饭+蒜苗	57.9	猪肉炖粉条	16.7
米饭+猪肉	73.3	芹菜炒鸡蛋+馒头	48.6
芹菜猪肉包子	39.1	馒头+酱牛肉	49.4
三鲜饺子	28	二合面窝头（玉米面+面粉）	64.9
馒头+黄油	68	玉米粉+人造黄油（煮）	69
饼+鸡蛋炒木耳	48.4	牛奶蛋糊（牛奶淀粉鸡蛋糖）	43
米饭+蒜苗+鸡蛋	68	黑五类粉	57.9

保健品真的是健康使者吗？

科学膳食的核心是组织好家庭平衡膳食，只有保证膳食结构的合理，才能真正获得全面与均衡的营养。人体所需的必需营养素，包括常量元素在内，有近50多种，所以，想依赖于少数几种保健品来获得健康的想法，是不切合实际的。我们讲营养有以下3个层次：

◇ 要讲究安排好家庭一日三餐。

◇ 在家庭平衡膳食基础上，可适当地补充一些营养素，主要是维生素和矿物质的强化食品（如高钙饼干、维生素C饮料等）、保健食品或药片。

◇ 运用四季膳食养生进补方法。

无糖食品真的无糖吗？

随着人们对健康的日益关注，无糖食品越来越受到人们的青睐。有的产品直接在外包装上标注"中老年无糖型"、"无糖也甜"等标识。像芝麻糊、麦片、玉米糊、牛奶、酸奶等，都推出了"无糖型"，专门为中老年人设计的。这实际上是一个误区。

什么叫无糖食品，目前尚无一个明确定义，根据《预包装特殊膳食用食品标签通则》规定，"无糖"的要求是指固体或液体食品中每100克或100毫升的含糖量不超过0.5克。这里的糖是指额外添加的蔗糖、葡萄糖、麦芽糖、果糖、淀粉糖浆、葡萄糖浆或果葡糖浆等。举例来讲，二两无糖月饼，只能含半克糖，含糖量是微乎其微的。无糖蛋糕，几乎也没有添加的蔗糖。那么，糖尿患者吃这样的无糖食品，如无糖月饼、无糖蛋糕，血糖就不会上升吗？答案是相反的。月饼或蛋糕本身所含的碳水化合物量很高，在体内经消化后，转变成大量的葡萄糖，进入血液会使血糖浓度很快上升。这个道理很简单，不加糖的米饭或面食，摄入后血糖照样会上升。如果说，无糖的米饭或面食，可以大量吃，我们一定会说这是错误的。同样的道理，无糖的月饼、蛋糕、麦片、芝麻糊就可以放开吃，结果血糖也会大大地升高。

从严格意义上来说，除了经过提纯的油脂和蛋白质粉，几乎没有什么食品能够真正无糖。像麦片、谷物、糕点等粮食类的东西，有糖和无糖只是体现在口感上，只是讲没有额外添加糖，或仅仅加了一点点的额外糖，这些食品对减低血糖是没有效果的。

总之，所有粮食类食品、所有含有大量淀粉的食品，不管无糖有糖，摄入体内，一经消化吸收都会转化为葡萄糖进入血液，是我们血糖的主要来源。糖尿患者的饮食要算了吃，摄入碳水化合物一定要控制总量。

老年人吃素能长寿吗？

吃素是现代人养生保健的一种方式，而且颇为流行。如何正确认识素食？老年人吃素能长寿吗？

素和荤是中国饮食文化中相对立的概念。虽然说吃素的好处很多，但如果忽略了吃素不足（营养素摄入不足），同样不利于人体健康。

　　从营养层面分析吃素不足主要表现在：在素食中，除了豆类含有丰富的优质蛋白质外，蔬菜水果中的蛋白质含量都很少，且质量较差，无法满足人体日常所需的优质蛋白质。长期素食，因蛋白质摄入不足，不仅会导致营养失调，营养素摄取不足，如铁、锌、B族维生素等，而且会明显降低身体抵抗力，容易感染疾病，还会引发骨质疏松，容易骨折等。素食者饮食比较清淡，摄入油脂不多，同时因不吃荤菜，动物油脂摄入不足，可导致脂溶性的维生素摄入不足。女性更不宜长期素食，长期吃素，会使体内的碳水化合物、蛋白质、脂肪比例失衡，造成消化不良、记忆力下降、免疫力降低、内分泌和代谢功能发生障碍，最容易患贫血和肿瘤。此外，长期素食还会引起胃酸及消化酶减少，使味觉降低，导致食欲不振。因此，老年人长期吃素并不能延年益寿。除非像国外那样，素食者宜补充大剂量的营养补充剂。

　　老年人如何正确补钙？

　　据2002年中国居民营养与健康状况调查结果显示，我国60岁以上老人平均每人每日标准奶类制品摄入量为47 g，城市老人为99.9 g，四类农村老人仅为4.7 g，表明老年人牛奶摄入量少。所以，老年人需要增加钙的摄入量，主要通过两个途径：增加奶量及豆制品的摄入量，另一个是适当补充钙制剂。

　　1. 食物补充

　　老年人要增加食物中的钙摄入量。牛奶以其营养成分全面、含钙量高、机体吸收利用率高、被全世界公认为是优质钙和优质蛋白质的重要来源。建议每天喝一杯奶，约220毫升，同时加一杯酸奶，约120毫升当点心吃。平时老年人饮食宜清淡，豆制品口味好，营养丰富，大豆及大豆制品含钙丰富，是补钙佳品。建议每人每天摄入30~50克大豆或相当量的豆制品。

2. 钙制剂的补充

老年人的肠道钙吸收能力下降，如果不科学补钙，便会处于钙缺乏状态，可出现肌肉抽筋，骨质丢失，发生骨质疏松等症状。老年人需要适当补充钙制剂，才能满足人体对钙营养的需要。各类市售钙制剂，如碳酸钙、柠檬酸钙等都是有效的补钙制剂。如果每天保证牛奶、酸奶及豆制品的摄入量，可以采取隔天补一次钙制剂，或三天补两次的方法。避免过度摄入。

3. 影响钙吸收的因素

生活中有一些因素会影响钙的吸收，需要注意避免。有些蔬菜会影响钙的吸收，如菠菜、米苋、空心菜等，因含有较多的草酸，所以要开水烫过后再吃。此类食物还有像笋、新鲜毛豆、洋葱、草头，平时不要食用太多。充气饮料如可乐、雪碧等也会使大量的钙流失，最好不喝或少喝。膳食纤维也具有结合钙的能力，因此，不建议经常食杂粮粥。要注意补钙制剂的同时，一定要补充维生素D。它是"运钙的汽车"。老年人要经常到户外去活动，接受阳光的沐浴，阳光中的紫外线照射皮肤可制造维生素D，有利于钙的吸收。

4. 避免过量补钙

过度补钙可加重肾脏负担，导致结石病的发生。另外，国外报道过度补钙不只是泌尿系统可能受损，也可能累及心脏。

节食为换老来瘦，瘦代表健康吗？

有句俗话说："千金难买老来瘦"，一方面说明正常体重有利于老人的健康，另一方面也说明老年人更加容易肥胖。"老来瘦"与健康的关系不是绝对的。我们必须正确认识老年人"瘦"与"健康"的双重关系。

从正面讲，上了年纪清瘦些，有利于身体活动，减少风险，也有利于健康长寿。这是因为老年人新陈代谢活动日趋缓慢，60岁以后，基础代谢要比成年人降低10%~15%，清瘦的老年人较为适应人体细胞代谢这个变化，符合人体的生理要求。从疾病角度讲，老年人如肥胖，患三高症、痛风、脂肪肝等疾病的可能性较大。肥胖老人常常出现高血压、高血脂和高血糖，实际上就是代谢综合征的表现。

老来瘦不是越瘦越好，老年人标准体重的计算方法是：男性用身高减去100，女性用身高减去105。如果低于标准体重15%，属于体重不足，应当增加进食量和补充营养素。举个例子，男性如175厘米，应该的体重在75公斤左右，如果不足63.8公斤，就偏瘦了；女性160厘米，体重应在55公斤，如果不足46.8公斤，就偏瘦了。

从反面讲，老年人原先体重较重，想在较短的时间内减轻体重，变瘦，这样做是不科学的。如果日常饮食大量缩减，热量与营养素明显摄入不足，可导致营养不良，抵抗力下降，容易引发疾病，甚至出现酸中毒，因为大量的体脂被氧化利用，产生许多酸性代谢产物所致。

第二章 老年人四季膳食

四季气候的变化也会影响人体健康状况的变化，春生、夏长、秋收、冬藏的自然规律同样也适用于我们的膳食。春夏养阳，秋冬养阴。春温清淡，夏热甘凉，秋季生津，冬季温热。四季变化和我们的人体健康有什么关系？根据四季变化，我们应遵循怎样的膳食要求？四季有哪些菜谱可供我们选择？希望本教材可以帮助您解决这些问题。

本章节讲述的是老年人四季膳食，主要包含两部分的内容，即科学膳食与四季气候变化的联系、向老年朋友推荐的四季菜谱。

 知识点汇总

➢ **知识点一：春季膳食要点**
减酸增甘，以养脾气；食物宜凉；膳食宜清淡忌油腻。

➢ **知识点二：夏季膳食要点**
清心祛暑，清热解毒，清热利湿，生津止渴；健脾养胃，补气益阴。

➢ **知识点三：秋季膳食要点**
滋阴润肺；不宜食用过于辛辣及腻滞厚味、煎烤的食物；忌烟酒。

> **知识点四：冬季膳食要点**

补肾填精,宜为温补;温补要谨慎;连续进补,量宜适度。

老年人四季菜谱推荐

春季推荐的家常菜谱		
香干胡萝卜蛋烧肉	面筋山药白菜煲	鸡茸烩豆苗
韭菜虾皮炒鸡蛋	奶香芹蔬小排骨	冬瓜番茄土豆扁尖汤
夏季推荐的家常菜谱		
美芹拌双丝(糖醋味)	水果茄汁鸡肉双丁	鱼香马蹄鸭肝片
生梨肉片	莲藕甜玉米排骨汤	小煎什锦鸡米
秋季推荐的家常菜谱		
五彩黄鱼羹	五彩荤素酸丝	水果奶汁鲈鱼
什锦山药八宝鸭	虾米花蛤蒸蛋羹	山药胡萝卜甜玉米排骨汤
冬季推荐的家常菜谱		
肉糜洋葱番茄	红烧荤素肉丸	彩丝肝膏
红烩牛肉膏	虾仁豌豆蘑菇冬笋豆腐羹	腌肉胡萝卜菜饭

 ## 科学膳食与四季气候变化的联系

俗语说:冬吃萝卜夏吃姜,不找医生开药方。科学膳食不但要懂得合理搭配,还应该根据季节时令变化而变化。对于每一季节的膳食该如何科学安排,您了解多少呢?

人体健康与四季气候的变化是紧密相连的。人体应遵循春生、夏长、秋收、冬藏的生长规律,以及外界气候春温、夏热、秋凉、冬寒的自然规律。四季膳食必须重视这两个规律,并以此作为合理安排季节性膳食的重要依据。中国传统文化强调"天人合一",这种古老的思想对现代的膳食观念也起到了重要的指导作用。基于这种观念,四季膳食应兼顾两方面的规律。首先，膳食必须随着季节的变化而变化，同时，也须考虑人的季节性特点，及地域的差别，使两者达到和谐的统一。因此我们科学膳食要考虑三个因素：**因时施膳、因人施膳和因地施膳**。

因时施膳是指膳食必须适应一年四季的气候特点并予以调摄。它的基本原则是食物的性质（指食物的冷暖性质以及食物的五味）不能与季节的特点相违背，具体来说就是要：用寒远寒、用凉远凉、用温远温、用热远热。如黑鱼性寒，不宜在冬季（寒冷）过量食用；辣椒性热，也不宜在炎夏（热天）大量食用。四季膳食的大框架依然是家庭平衡膳食，注意家庭的合理膳食结构，是一年四季膳食都不可忽略的原则问题。同时，四季膳食又要突出季节性的特征，使季节性变化的自然规律与人体季节性代谢特征相互配合，相互适应，以促进健康。四季膳食的要点就是要动态地调配膳食，这是"以动应变"的膳食策略。四季膳食应该做到合理过渡，打好每一季节的营养、调摄基础，这样才可避免"春因冬病、夏因春病、秋因夏病或冬因秋病"。

因人施膳就是根据各人不同的体质状况来考虑膳食。食物的冷暖性质，以及食物的甘酸辛苦咸五味性质不仅应与季节相适应，而且也要考虑适合摄入者的体质和健康状况。所以合理的四季膳食，既要考虑人体与自然规律的普遍性，又要考虑个体情况的特殊性，两者有机结合才能真正有益于健康。所以，只有适合个体具体情况的膳食才是最好的膳食。

刚才讲了因时施膳和因人施膳，那么什么是因地施膳呢？我国幅员辽阔，各地的气候情况有所不同，南方人与北方人的生活习惯、体质秉性都有差异，所以也要注意因地施膳。如我国东南沿海地区长年温暖潮湿，故膳食宜清淡，又要注意利湿除湿食物的应用；西北高原地势高，长年寒冷干燥，宜用温阳祛寒，生津润燥功能的食物。

此外，在烹饪学方面，也要选择适合不同季节的烹调方法，如老鸭汤在中秋滋补作用最佳，鲈鱼以清明之后最为肥美；夏季膳食宜以凉拌、粥、汤为宜,冬季宜食用浓汤、滋味浓厚的菜肴。

> **春季气候特点与膳食的关系**

要讲春季的科学膳食,先要了解春季的气候特点。

春季是一个从"寒"逐步过渡到"温"的多变季节,俗话说:春天小孩脸,说变就变。说明春季要非常关注气候的变化。春季可分为两个阶段:春一月和春二、三月。下面我分别说一说春一月和春二、三月的气候特点。

✧ 春一月,由冬入春、由寒转温,冰雪初融。外界的阳气逐渐生发,并与寒气相搏,所以此时会出现乍暖还寒,甚至春寒料峭的气候特征。人体经过一个冬天的养息,从冬藏的状态转化为春生的状态。机体的新陈代谢、各项功能逐步活跃起来,对营养物质的需求相应增加,所以,需要适当加强营养,食物宜易消化、有一定滋补性,并要注意温凉食品搭配。此时如调摄不当,将导致人体正气生发不足,或引起各种虚证,或罹患疾病。

✧ 春二、三月,因冷热空气时有交会,故出现时阴时晴,时雨时风的气候。尤其在清明前后,雨水较多,有古诗云:清明时节雨纷纷。此时,人们常难以适应气候的多变,易外感风邪。另外,春天由于身体要适应季节的变化,机体自身状态也开始活跃起来,常可出现春困现象,因此合理安排膳食十分重要。

春季膳食有哪些注意点呢?

我们可用中医理论指导春季膳食。春季宜养肝,但不宜过补肝阳,应采用养阴柔肝。在膳食上要注意:

1. 减酸增甘,以养脾气

中医认为酸性的食物具有收敛功能,春天生机升发,肝气喜条达,因此不宜食酸太过而抑制肝气的萌动。味甘的食物不仅有利于改善和促进消化吸收功能,促进营养物质的消化吸收,而且能缓释肝气的劲急，不使肝气升发过度。所以春季从脾胃着手，胃口好了，使更多的营养源源不断进入机体，构筑起春天生发的物质基础。

2. 食物宜凉

春天气候温暖，根据用凉远凉原则，食性宜凉，忌辛辣之物，以免助阳外泄。不可温上加温选用温热膳食，不然可致热邪积于内，妨碍机体的正常运行。

3. 膳食宜清淡忌油腻

春天阳气生发，机体需要调节代谢水平来适应季节的变化。人体脾的运化功能也在春季慢慢增强，故膳食宜清淡，忌油腻及油煎、坚硬不易消化的食物。

春季应选择哪些食物呢？

1. 选择食味甘凉的食物

甘凉的食物有：高粱、大麦、黄豆、芹菜、荠菜、金针菜、菠菜、茄子、竹笋、红枣、山药、大米、糯米、豇豆、扁豆、胡萝卜、芋头等甘味食物，枸杞苗、冬瓜、丝瓜、黄瓜、甜瓜、罗汉果、椰子、青蛙肉、鸭蛋、茶叶等。味淡性平的食物有白木耳、黑木耳、鲳鱼等。

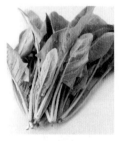
菠菜

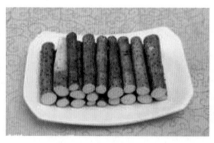
山药

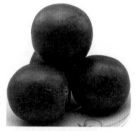
罗汉果

2. 应采用养阴柔肝的食物

如鸭血就是补养肝阴的佳品。可选用一些疏肝理气的食物，如玫瑰花、佛手瓜等，有助于肝脏条达之性；也可选择清肝明目的食物，适当食用马兰头、苜蓿、蓬蒿菜等。春季适当选用鱼虾，有利于生发，少食牛羊肉,避免收敛太过。

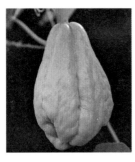

佛手瓜

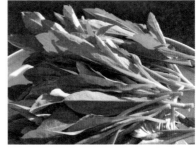

马兰头

> ➤ **夏季气候特点与膳食的关系**

夏季是一年中气温最高的季节,受东南面的太平洋和西南面的印度洋季风气候影响,雨水充足,空气湿度大,所以夏季气候特点以"暑""湿"为主。换句话说,夏季以热为主,雨水多时湿热兼有。根据这一气候特点,可将整个夏季区分为夏与长夏两部分。

夏为暑热,是夏季的主体部分。由于天气炎热,人的毛孔开张,出汗量大,机体各项功能活动强盛,能量与营养大量消耗,因此营养物质的需求也随之增加。同时,炎热的气候,使机体的各个系统都受到影响,常常出现食欲不振、入夜难眠、倦怠乏力、日渐消瘦等症候。而且在高温环境下,人体会通过汗液散发体热,以保持相对稳定的体温。但在流汗时,较多的矿物质与维生素会流失,如钠、钾、钙、镁、锌、维生素C、维生素B$_1$、维生素B$_2$等,造成电解质的失衡,如果不注意及时补充水分、矿物质以及膳食调养,就会带来更多的健康问题。

长夏为夏秋之交,炎热多雨,故长夏为暑湿。此时气候由热转凉。在江南雨水较多的地区,常因感受湿邪而暑湿困脾,此时人体容易出现神疲乏力、头重胀而心烦闷、食少泄泻等症候。

夏季膳食有哪些注意点呢?
用中医理论来指导夏季膳食,要注意以下几点。

1. 清心祛暑，清热解毒

◇ 夏：在五脏属心，宜清补，心喜凉，宜食酸。食物以性寒凉、味酸为宜。例子：如小麦、猪肉、李子、芹菜等。不吃辛辣温燥的食品。

◇ 长夏：五脏属脾，宜淡补。脾宜咸，因为咸不会使脾运化过度，也可以调动人的元气，使人有精神。夏天适当增加盐分，可以补充丢失的钠盐。夏天虽然气候炎热，但贪食冷饮或生冷之物会伤了脾胃，影响食欲，故不宜多食。

2. 清热利湿，生津止渴

夏季天气炎热，出汗多，使津液消耗过多，故应清热生津止渴，又因暑湿并重，故要采取清热利湿，清暑化湿的方法。例子：如绿豆薏仁汤就兼顾了清热与利湿，西瓜也有清热利湿的功效。乌梅汁味酸，有生津止渴的作用。关于味苦的食物要慎重，苦走血，与心有关。当心火旺的时候，可以吃些苦瓜之类。但苦味食物具有能泻、能燥、能坚的作用，伤了津液。心气虚者，或肺、皮肤有问题者要少吃苦味食物。

3. 健脾养胃，补气益阴

夏季人体消耗多，需要补充营养和津液，但因暑、湿气候的影响，使脾胃正气不足，故应健脾养胃，膳食宜清淡、松软、易消化，可以汤、羹、汁等汤水较多的膳食为主，少吃或不吃油腻厚味、油炸、煎的食物。每餐进食量不宜过大，应以少量多餐为原则。如已有疰夏、伤暑、暑湿、中暑的先兆，则应辨证用膳，或补脾肺气虚或气阴双补。

夏季应选择哪些食物呢？

夏宜清补，清补膳食的要求是膳食总热能略低，蛋白质（豆类蛋白性平）供应宜充分，脂肪及糖供应宜略低，膳食纤维供应宜略高。以清淡食品、素食为主。主食宜用米面为主要原料制成的米饭和软食，如粥、面条、馒头、糕、面包、馄饨、水饺、冷面、蒸饺等，以及供应各种汤、羹、糊等。副食宜用味酸（以性冷或平最为适宜）或性味甘凉、甘平的肉类、禽蛋类、水产类、蔬菜类、瓜果类、乳蜜类等食物,宜用酸甜类调味品。食物烹饪多用凉拌、炒、蒸、煮、炖、烩为主,并注意食盐的适量供应。

"夏,在五脏属心,宜食酸",但酸味食物也有不同的食性。性寒凉的有枇杷、芒果、梨、番茄等;性平的有青梅、葡萄、李子、林檎(苹果)、柠檬、橄榄、菠萝等;性温的有鸡肉、山楂、杨梅、乌梅、杏子、醋等。性味甘凉食物在春季食物选择中已作介绍,可参考。

夏季要选择多吃**祛暑利湿,清热解毒**的食物,可祛暑湿的食物有:黄豆、绿豆、山药、薏米、牛蒡、白扁豆、山药、荷兰豆、红小豆、豌豆、荠菜、金针菜、冬瓜、冬瓜子等,这些食物均性味甘凉。

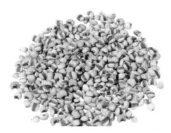

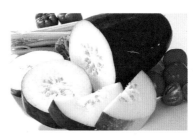

薏米　　　　　　　　　　　冬瓜

可清热解毒的食物有:荷叶、牛蛙肉、茶汁、西瓜、冬瓜、冬瓜子、丝瓜、黄瓜、甜瓜、高粱、芹菜、苋菜、菱、甘蔗、马兰头等,这些食物均为性味甘凉或平的食物;菊花、苦瓜、香蕉、荸荠、生萝卜、茄子等也有清热的功效。

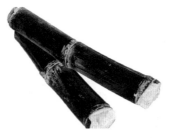

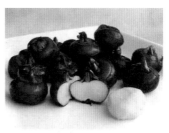

甘蔗　　　　　　　　　　　荸荠

兼有利湿功能的食物有:芹菜、金针菜、茼蒿、茭白、竹笋、菜瓜、荸荠等。

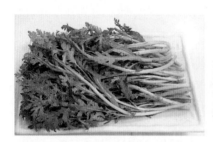

蒿蒿

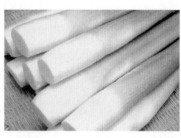

茭白

夏季可选择的食物还应有**健脾利湿，祛湿生津**的功能。健脾利湿的食物有：蚕豆、赤豆、青鱼、鲫鱼、鲢鱼、鳊鱼等。

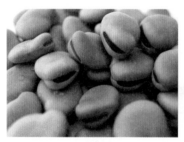

蚕豆

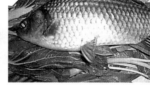

鲫鱼

常用的祛湿生津食物有：炒大麦粉、菠菜、藕、茭白、西瓜、甜瓜、菜瓜、柠檬、椰子、甘蔗、绿豆、番茄、竹笋、黄瓜，以及胡萝卜、枸杞苗、橙子、柚子、柑、豆腐、滑菜（冬葵）、蛤蜊肉、白鸭肉、绿头鸭肉、鸡蛋、苹果、牛奶、酸奶、葡萄、桑椹、猕猴桃、莲子等，这些食物也有清热除烦的作用。

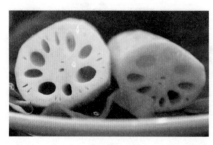

藕

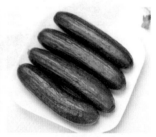

黄瓜

➤ 秋季的气候特点和膳食的关系

秋季气温适宜,正是自然界收获的季节。秋季多晴少雨,因此气候较为干燥。"燥"是秋季气候的特点。人体在燥的环境下从皮肤及呼吸中散发的水分较多,可引起机体内气、血、津液的一系列变化。平常人也因秋燥而出现口干鼻燥,倘若伤及津液、阴血可以出现各种干燥症候。肺脏是燥气易于侵入的脏器,因此,秋季养生调摄的首要目标是平衡肺脏的气血阴阳。

秋季膳食有哪些注意点呢?

秋季膳食要以"**滋阴润肺**"为基本原则。具体地说,秋季一般不宜食用过于辛辣及腻滞厚味、煎烤的食物,忌烟酒。对燥热者忌用性味苦寒的食物,也忌过于辛散,以免过散伤津或寒邪侵肺,导致肺虚更甚。食物的辛凉或辛温性质要与秋季不同时期表现出的温燥或凉燥相适应,才能起到养生调摄的作用。大多数情况下,还是以养肺润燥平补为宜。

秋季应选择哪些食物呢?

养肺润燥平补的食物有花生、鹅肉、杏仁、泥鳅、糯米、白鸭肉、鹌鹑蛋、鲫鱼、山药、芋艿、白木耳、银杏、杏子、葡萄、橄榄、百合、猪肺、牛乳、白砂糖、冰糖、蜂乳、胡萝卜、茼蒿、黑木耳、橘子、无花果、万寿果、乌梅、白果、榧子、燕窝、猪肉、银鱼等。

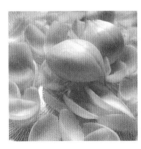

百合

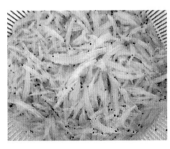

银鱼

清肺润燥的食物多为性味甘凉或辛甘凉的食物，如萝卜、菠菜、马兰头、柿子、罗汉果、甘蔗、荸荠、柠檬、竹笋、冬瓜子、丝瓜、枇杷、梨、柿饼、鸭蛋、白菜、滑菜、蘑菇、紫菜、石花菜、金柑、橙子、柚子等。

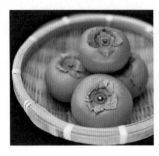
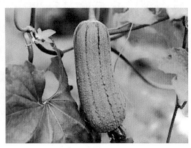

柿子　　　　　　　　　　　　丝瓜

当秋燥引起肺气虚时可用百合、薏米、淮山药、蜂蜜等益补肺气；引起肺阴虚的征象时，可用核桃肉、芡实（鸡头米）、瘦肉类、蛋类、乳类等食物滋养肺阴。如伤及胃津、肝肾阴气时，可用芝麻、雪梨、藕汁及牛奶、麻仁、海参、猪皮、鸡肉等分别滋养胃阴及肝、肾阴。

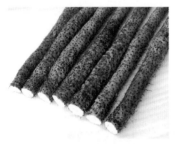
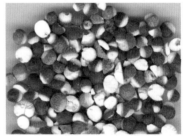

淮山药　　　　　　　　　　　芡实

> **冬季的气候特点和膳食的关系**

冬季气温寒冷，日照短少，人体气血内聚，肠胃功能提高了，胃液分泌量增加，人们的食欲普遍旺盛，所以冬季是进补藏精的大好时机，也为来年的身体健康打下基础。

冬天进补有四方面的科学依据：① 补药、补品温性较多，适用于气温较低的冬令;② 气候寒冷,使血液自动流向身体内脏器官,因此腻滞厚味的营养食品在冬季也易为人体消化吸收;③ 营养食品冬季易于保存,利于连续服用,不致变质;④ 增加营养与热能,也是适应冬季寒冷的需要,既可提高机体抗病能力,又可构筑延年益寿的基础。

但要注意的是世界上每一个人都是特殊的个体,无论是平时的膳食还是冬令进补,都要因人而异,不能简单地复制。

冬季膳食有哪些注意点呢?

冬季进补必须要掌握自己体质状况,虚的体质一般可分为以下几种类型:

- ◇ 气虚:常见的有倦怠无力,气短懒言,声音低微,多汗自汗,头晕耳鸣,食欲不振,腹胀便溏,舌淡苔白,脉弱无力等症状。
- ◇ 阳虚:除气虚症状外,常见的有畏寒喜暖,四肢不温,上腹冷痛,小便清长,舌质淡,体温偏低等症状。
- ◇ 血虚:常见的有面色苍白或萎黄,心悸失眠,头晕眼花,肢端麻木,月经量少且色淡,脱发,指甲无华,形瘦肤燥,舌质淡,脉细无力等症状。
- ◇ 阴虚:常见的有低热潮热,手足心热,口干唇红,便燥便秘,面颊泛红,虚烦不眠,舌红光剥,盗汗,头汗,耳鸣,心悸,脉细数等症状。

一般来讲,常常会出现兼症。因此,个体的食疗方应在有经验的医生指导下使用。他人有效的食疗方,不一定适合自己。中医讲究的是辨证施治。只有适合个体的,才是最好的。

根据中医理论的指导,冬季进补还要注意以下方面:

- ◇ **补肾填精,宜为温补**。古人认为冬季天气寒冷,寒邪易伤肾阳,宜食温性食物,以其热气治寒。所以冬季养生调摄以补肾温阳,培本固元,强身健体为首要原则。冬令调摄的食物性宜温,忌寒凉。常用栗子、胡桃仁、韭菜、羊肉、狗肉、虾仁、麻雀以温补肾阳。用芝麻、黑豆、龟肉、海参等以填精补髓。从现代医学的观点,冬令温补类食物含热量较高,营养丰富,滋养作用强,有较高含量的蛋白质、脂肪、糖等。

✧ **连续进补，量宜适度。** 进补前一定要弄清自己的体质状况。如属正常体质应选择抗衰老强体健身的膳方，以培本固元。但应注意，腻滞厚味的滋补之品量不宜大，以免伤及脾胃反而影响养生进补。

✧ **温补要谨慎。** 温补只适合有阳虚或寒、湿等病理变化的体质，不适合阳虚火旺和实热证候的各种体质，如有高热、大渴、便秘、五心烦热等症状者，或患有急性疾患者，应暂停进补，待病情稳定，而且要辨证明确后方可继续进补。

冬季进补宜选择的食品有哪些呢？

1. 宜用补阳类食物

常见的有虾、胡桃肉、麻雀、狗肉、羊肾、雀卵、韭菜、鹿肉、核桃仁、牛鞭、狗鞭、大蒜、辣椒、鲢鱼、黄鳝、鲥鱼等。温补类食物一般而言含热量较高，食物性质偏热，除上述食物外尚有：粳米、小麦、高粱、胡葱、洋葱、鸡肉、海参、淡菜、带鱼、鳊鱼、糯米、扁豆、刀豆、香菜、南瓜、大枣、黑枣、乌梅、杏子、樱桃、栗子、荔枝、猪肚、猪肝、火腿、赤砂糖、饴糖、酒、酒酿、醋、生姜、茴香等。

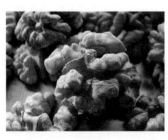
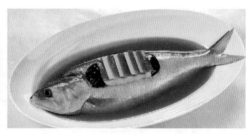

核桃仁　　　　　　　　　　　　鲥鱼

2. 宜用含矿物质丰富的食物

补充矿物质的食物有以下几类：

✧ 铁：动物肝脏、各种肉类及其血制品、干果。

✧ 钙：奶及其制品、大豆及其制品、虾皮、坚果类。

◇ 碘：海带、紫菜、鲜海鱼等海产品。

◇ 锌：牡蛎等海产品、动物肝脏、肉、蛋、奶类以及干果、燕麦、花生等。

◇ 硒：各种海产品、瘦肉以及肝、肾等动物内脏。

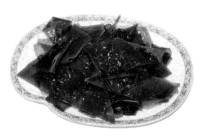
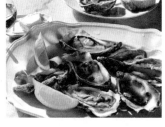

海带 　　　　　　　　　　　　　　　　牡蛎

 ## 向老年朋友推荐的四季菜谱

➢ 菜谱要为合理的膳食结构服务

每个家庭烹调中都要应用菜谱。但是应用菜谱一定要合理。只有把菜谱的选择纳入家庭平衡膳食的大框架中，才能获得全面和均衡的营养。

所以我们选择菜谱时应注意以下几个方面：

◇ 保证一天餐桌上的菜肴、主食、水果和奶类构成完整的膳食结构。五组营养性食品缺一不可，且要注意各组食品的种类要多样化，各组食品的摄入量要按比例。

◇ 注意四季膳食养生要点。应注意菜肴中组成食物的冷暖性质，以及季节所要求的食物五味特点。

➢ 春季推荐的家常菜谱

春季菜谱多由豆制品、面筋等组成。早春天气偏凉，菜谱可选味厚一点的。晚春天气偏热，可选清淡一点的。

香干胡萝卜蛋烧肉

【主料】豆腐干6块,胡萝卜200克,鸡蛋6只,肋条肉500克。

【辅料】酱油,盐、糖、葱姜少许,精制油适量。

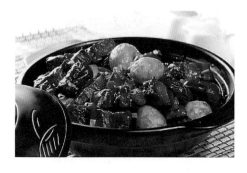

【制法】

（1）豆腐干洗净后用刀切成三角,胡萝卜洗净后切成随刀块备用。

（2）鸡蛋煮熟后去壳,用刀沿蛋的长轴划上5~6道口子,以便肉汤能煮到蛋内。

（3）猪肉洗净切成长方块,起油锅,烧至七成热,放入葱姜煸炒一会,然后放入肉块,炒至表皮干燥泛黄、肉质紧缩,即加入黄酒、酱油,继续翻炒至肉上色,然后放入清水600毫升,再加入豆腐干、胡萝卜、鸡蛋,用旺火烧开,撇去浮沫,然后加盖用小火焖一个多小时,加入白糖和适量味精。如汤汁仍较多,可以用大火略收干即成。

此菜肴呈紫红色,肉质酥软香浓,不易嵌牙,豆腐干、胡萝卜有滋有味。本肴又名"四兄弟红烧肉",根据蛋白质互补原理设计,其中必需氨基酸中赖氨酸、蛋氨酸含量均衡,大大提高了蛋白质的吸收利用。本肴中,因为有油脂,胡萝卜中的胡萝卜素的吸收率可以提高数倍。

面筋山药白菜煲

【主料】白菜500克,油面筋12只,肉糜200克,胡萝卜50克,山药100克。

【辅料】黄酒10克,盐、酱油、味精适量,浓白汤300毫升,麻油15克。

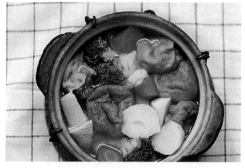

【制法】

（1）肉糜放入盆内,加黄酒、酱油、葱姜末、适量盐、糖、味精,拌匀后加80克水,顺一个方向将肉糜打上劲,成肉馅。将油面筋用清水冲一下,然后挖空,塞入肉馅。

（2）白菜洗净,取用菜梗带嫩叶,沥干水分后切成宽条,胡萝卜洗净后切成随刀块,新鲜山药洗净后去皮,切成小段,备用。

（3）起油锅,用大火烧热,放入白菜不断煸炒,煸出水分后放入煲内,加浓汤后再在四周放入胡萝卜、山药,中间放入油面筋,大火烧开后加盖再用小火焖煮至熟,加上麻油后上桌。

本菜色泽明丽,品种多样,山药糯软,有健脾功效,油面筋入口包汁。

鸡茸烩豆苗

【主料】净豆苗400克,鸡茸100克,虾仁50克,鸡蛋2只（取蛋清）,冬笋25克,蘑菇25克。

【辅料】牛奶50毫升,浓白汤400毫升,黄酒、姜少许,淀粉20克,盐、糖、味精适量。

【制法】

（1）鸡胸脯肉切碎后剁成茸,加牛奶和白汤各少许调和后,加入鸡蛋清和适量盐搅匀备用。

（2）锅烧热,放油,投入用蛋清调过的虾仁,加少许黄酒翻炒后,出锅备用。

（3）锅烧热,放油,投入豆苗,加姜汁和黄酒,煸透后捞出沥干汁水。

（4）沙锅内倒入浓白汤,将切成片的冬笋和蘑菇放入锅内,烧开后放入鸡茸,小火焖煮至香气外溢后,再加入豆苗和虾仁,烧滚后加适量盐和味精,然后用水淀粉勾芡即成。

这个菜的特点是翠白相间,香气四溢,鸡茸质嫩,豆苗滑脆,汤汁鲜美可口,能引起食欲。

韭菜虾皮炒鸡蛋

【主料】韭菜150克,鸡蛋5只,虾皮30克。

【辅料】盐、料酒、精制油适量。

【制法】

(1)韭菜洗净切成碎段。

(2)蛋打入碗中后加适量料酒,打散后再加入虾皮、碎韭菜,加盐拌匀备用。

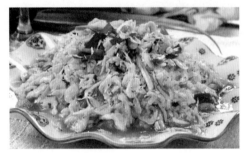

(3)锅中加2大匙油,6成热时倒入拌好的混合蛋汁,翻炒片刻,定型后出锅。

这是一个家常菜。韭菜具健胃、提神、止汗固涩、补肾助阳、固精等功效。在中医里,韭菜又叫"壮阳草"。韭菜炒蛋味美可口,营养丰富,蛋白质、维生素含量高,又加上虾皮,是富钙食品,有利于补充钙质。

奶香芹蔬小排骨

【主料】猪小排300克,胡萝卜、鲜蘑菇各100克,西芹200克,牛奶300毫升。

【辅料】料酒、水淀粉、盐、鸡精适量。

【制法】

(1)将猪小排骨洗净,用开水烫一下,沥干水分后,放入盆内,加干淀粉和少量黄酒、盐拌匀。

(2)将胡萝卜和西芹切成条块状,蘑菇洗净,每个蘑菇切成四小块。

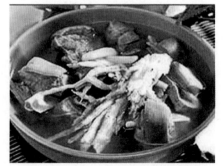

(3)起油锅,油烧至八成热时加入小排骨下,炸至淡黄色、稍酥,然后将小排骨捞至碗内。

(4)将胡萝卜、西芹和蘑菇放入

油锅煸炒片刻后,盛入碗内。

（5）沙锅内倒入少量清水,然后用大火煮开,加入半量鲜牛奶和小排骨,用小火焖煮至软熟,然后放入煸过的胡萝卜、西芹、鲜蘑菇块和另半量鲜牛奶,继续用小火焖煮至排骨酥软,至香气外溢时加入适量盐和鸡精即成。如汤汁过多,可用大火略收干水分后再调味。

本肴红白绿相间,色泽鲜艳动人,排骨奶香浓郁,酥软鲜美,而且荤素搭配合理,食物品种多样,营养丰富,尤其牛奶中含有大量钙质。

冬瓜番茄土豆扁尖汤

【主料】冬瓜300克,番茄200克,土豆50克,扁尖笋35克。

【辅料】料酒、盐、鸡精、及油适量。

【制法】

（1）用清水将扁尖洗干净,用手撕成长细条。

（2）番茄洗净切去蒂,一切两半,再切成小块。

（3）冬瓜削去皮,挖去籽,洗净,切成薄片。

（4）将土豆洗净后切成细条。

（5）中火将炒锅中的油烧至温热,放入番茄片煸炒至熟烂(此过程约需5分钟)。

（6）待起番茄红油时,再下入冬瓜片稍炒一下,加入2碗清水,放土豆条、扁尖条,调入料酒和盐,大火将汤烧滚。转小火煮8分钟,烧至土豆、冬瓜酥烂,调入鸡精大火烧开即可起锅。

本汤特点汤面大红色,味道浓香,冬瓜、土豆酥烂,扁尖鲜嫩。

➤ **夏季推荐的家常菜谱**

夏季天气炎热,注意清热利湿,生津止渴。故要采取清热利湿,清暑化湿的方法。

美芹拌双丝（糖醋味）

【主料】绿豆芽150克，美芹梗100克，肉丝150克，豆腐干100克。

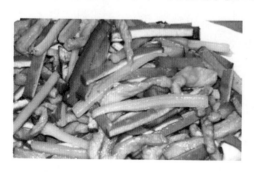

【辅料】香油、香醋、白糖、盐、味精少许，精制油适量。

【制法】

（1）豆芽摘根成雀菜，将其洗净，把美芹梗切成火柴梗长短洗净。

（2）用沸水将豆芽、芹菜断生，用凉开水冲凉摊开，使豆芽与芹菜梗保持银白与翠绿色。

（3）豆腐干洗净用冷水煮沸后，切成薄丝。

（4）将瘦肉丝上浆滑油至熟或开水氽熟。

（5）将上述食品置于容器内，加适量香油、香醋、白糖、盐、味精，按自己口味拌匀装盆。

本品有多种食物，营养丰富。又系凉拌菜，清脆爽口，而且绿白相映。

水果茄汁鸡肉双丁

【主料】鸡胸脯肉100克，猪里脊肉100克，生梨1只（约150克），糖水菠萝数片（约150克）。

【辅料】面粉适量，料酒1匙，番茄酱1匙，糖半匙，醋、盐、味精少许。

【制法】

（1）将鸡胸脯肉及猪里脊肉用刀背敲打，使纤维松散，然后切丁，加料酒和盐，将肉丁放

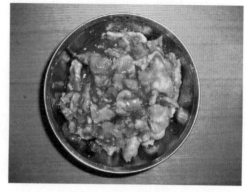

在厚面粉糊内,一块块取出,用小火煎熟煎脆。

（2）生梨和糖水菠萝切丁,放在锅内加少量水煮片刻,然后加入番茄酱和糖,如不够酸可适量加一些醋,其比例为1汤匙水加1汤匙番茄酱、半汤匙糖。待煮至香气外溢时再加适量盐及味精。

（3）将所制作的水果茄汁浇到鸡肉丁上。

注意:如鸡、肉双丁搁置太久变软时可用微波炉再热一下。水果茄汁中若再加新鲜小豌豆则更佳。

这个菜的特点是肉质鲜嫩,菠萝清香,生梨甜脆,菜肴色泽鲜艳,味甜酸,是夏令佳品。

鱼香马蹄鸭肝片

【主料】鸭肝250克,马蹄（荸荠）250克。

【辅料】料酒、葱姜、盐、醋、素易鲜适量。

【制法】

（1）将鸭肝的靠苦胆部分切除,切成薄片,放入开水中稍烫,用冷水过滤,沥干,加干淀粉拌匀,使其表面有一层黏性的薄糊浆包裹,再放入四成热的油锅中轻轻地划散,待肝片一变色即捞出沥油。

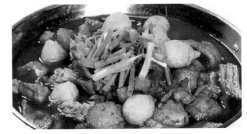

（2）将切成薄片的荸荠放入油锅,略煸炒后立即加入香醋少许,以保持荸荠的脆嫩,再翻炒后捞出备用。

（3）锅里加少量油,将葱姜及四川豆瓣辣酱煸炒,再放糖、醋、汤水等调和品,兑成卤汁后,略勾芡使其稠黏,最后把鸭肝和荸荠片倒入拌匀,即可出锅装盆。

本菜色泽金红,香味浓郁,轻酸、辣、甜带鲜咸味,肝片滑嫩可口,荸荠片脆爽。

生梨肉片

【主料】猪肉150克，鸭梨1只，青椒1只，番茄1只。

【辅料】蛋清、盐、料酒、水淀粉适量。

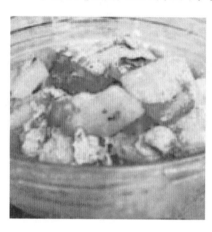

【制法】

（1）猪肉切片，用盐、料酒、蛋清、水淀粉拌匀上浆。

（2）鸭梨去皮改刀成片，青椒改刀成片，番茄去籽后改刀成小块。

（3）炒锅中放少许油，放入肉片煸炒，加适量汤汁，焖烧片刻，待肉片酥烂后，加入生梨片、青椒片和番茄小块，加盐、味精、少许白糖，烧开后用水淀粉勾芡，淋少许熟油即可。

本肴特点色泽鲜艳，佐以鸭梨，清脆可口，青椒、番茄含多种维生素，鸭梨用量可根据家人喜欢多加一些。

莲藕甜玉米排骨汤

【主料】猪小排300克，莲藕1节，胡萝卜1根、甜玉米1根。

【辅料】少量盐、鸡精。

【制法】

（1）排骨洗净，凉水下锅，水沸后撇去浮沫，捞出排骨。

（2）藕切成小块，胡萝卜切随刀块。

（3）甜玉米洗净后，切成数小段。

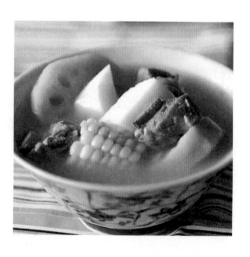

（4）沙锅中加水，煮沸后放入排骨炖至7成熟后，加入藕块、胡萝卜及甜玉米，继续煮至熟即可，

加少量盐和鸡精调味。

本肴炖莲藕时间较长,最好选用陶瓷沙锅,避免用铁锅、铝锅,也尽量别用铁刀切莲藕,减少氧化。这道汤不放盐也好喝,藕的清甜和排骨的香,排骨可以蘸酱油或酱汁吃。

小煎什锦鸡米

【主料】鸡粒150克,豌豆100克,胡萝卜丁50克,土豆丁50克,玉米粒25克。

【辅料】蛋清、盐、料酒、水淀粉、白糖、酱油各适量。

【制法】

(1)鸡粒放入碗中,加鸡蛋清、干淀粉和少许盐拌匀上浆,再加10克食油拌匀。

(2)将胡萝卜洗净切丁,土豆洗净去皮切丁,豌豆洗净。

(3)粟米粒放入开水中余2分钟备用。

(4)做一个"兑汁芡料":碗内加入适量盐、白糖、醋、酱油和10克水淀粉,和匀。

(5)起油锅,烧至3成热,放入鸡粒滑散,取出备用。

(6)在油锅里(注意如锅里剩油较多时可取出一些)放入豌豆、胡萝卜丁、土豆丁和玉米粒煸炒后加入鸡粒,加少量水焖煮3~5分钟,至香气外溢,倒入汁料,翻炒均匀即可。

本肴特点是微酸微甜,色彩丰富,营养全面,富含蛋白质、维生素和膳食纤维。

➢ **秋季推荐的家常菜谱**

秋季菜谱一般均以润燥生津为主,不宜食用过于辛辣及腻滞厚味、煎烤的食物,忌烟酒。下面推荐几个秋季菜谱。

五彩黄鱼羹

【主料】小黄鱼100克，美芹20克，胡萝卜20克，甜玉米20克，鲜香菇20克。

【辅料】葱、姜、盐、味精、料酒、淀粉、胡椒粉、植物油各适量。

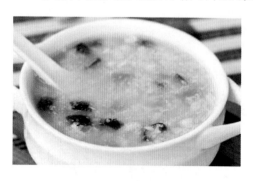

【制法】

（1）小黄鱼洗净去骨切成丁状；美芹、胡萝卜、香菇切丝。

（2）锅烧热入油，放入葱姜煸炒出香味后，倒入沸水，放入美芹、胡萝卜、香菇、甜玉米和小黄鱼肉。

（3）加食盐、味精、料酒、胡椒粉调味，用水淀粉勾芡，淋上少许熟油即可。

本菜肴鱼肉鲜嫩，美芹、胡萝卜可口滑爽。菜肴外观晶莹透亮，色彩丰富。

五彩荤素酸丝

【主料】云丝豆腐干100克，茭白100克，胡萝卜100克，莴笋100克，瘦猪肉150克，鸡蛋2只。

【辅料】少许生粉，黄酒、镇江醋、白糖、精盐、味精、麻油各适量。

【制法】

（1）茭白、莴笋去皮洗净，入沸水中氽熟，捞起切成细丝。

（2）胡萝卜去皮洗净，切成细丝。

（3）云丝豆腐干洗净，入沸水中氽熟，切成段。

（4）瘦猪肉入沸水中煮沸，加葱、姜、黄酒少许，文火焖至六成酥，捞起切成细丝。

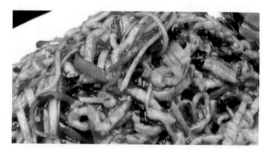

（5）鸡蛋打匀，调入少许

水生粉,铁锅上加少量精制油,倒上一半蛋液,转动锅子使之摊成蛋皮饼,继续用小火加热成蛋皮起锅。如此制成两张大蛋皮,分别切成细丝。

（6）将各细丝一一装入盆内,将调料按口味均匀浇在丝上。食用前再加麻油拌匀即可。

要点:茭白不要太酥,摊蛋皮最好用平底锅或不粘锅。各丝宜切得细,长短基本一致。

本肴酸甜,生脆微酸,色彩纷呈,有荤有素,搭配合理,是家庭较为理想的菜肴之一。

水果奶汁鲈鱼

【主料】鲈鱼1条（约500克）,苹果50克,梨150克,青豌豆50克,鲜山楂50克。

【辅料】生粉100克,鸡蛋1只,淡奶20克,糖25克,盐2克,胡椒粉少许,白醋20克,番茄酱50克,油50克。

【制法】

（1）鱼洗杀好后,在鱼身两面剞上斜刀片,然后洒些盐、少许胡椒粉。

（2）鸡蛋打匀,将鱼放入拖上蛋液,再放入干生粉中拍上粉,然后放到热油中炸成金黄色取出装盘,要炸脆。

（3）苹果和梨削皮后切丁,山楂洗净后去核并掰成两半,青豌豆入沸水用旺火煮熟,捞入冷开水中急冷后沥干备用。

（4）另取锅入油,放入番茄酱,待炒出红油时再放入水及水果、山楂等,待熟后再加糖、盐,然后加入白醋、淡奶,用水生粉勾芡后加入少许热油,将汁浇在鱼身上即成。

这个菜糖醋味配入水果,使甜酸中带果香,且有助味作用,奶汁、糖醋结合使色泽更柔和,味更香醇。

什锦山药八宝鸭

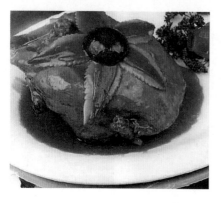

【主料】光鸭1只（约重1 500克），栗子10只，白果20只，通心莲20粒，花生仁50克，水发香菇5只，瘦猪肉50克，糯米250克，新鲜山药500克。

【辅料】香葱15克，八角茴香2颗，黄酒、酱油、白糖、味精各适量。

【制法】

（1）光鸭去内脏洗净。糯米淘洗净、沥干。栗子、白果去壳，连同花生仁用沸水泡后去衣，鸭肫、瘦猪肉、香菇各切丁，与莲心、花生仁、糯米共八样加酱油、糖、葱末、味精拌匀，纳鸭肚中，用棉线将开肚处缝合。

（2）鸭置烧锅中，加清水及酱油、茴香，用旺火煮沸，烹黄酒，改用中火煮沸半小时，然后加入大块新鲜山药，用大火再煮半小时后，用小火焖熟，然后加糖、味精即成。

要点：糯米不要多，连其他七物约占鸭肚1/2为度。煮时水要浸没鸭身，沸后不能用文火。酱油加少量即可。煮沸1小时后剩汤不多，汁稠味鲜咸。

这道菜鸭肉香酥滑嫩，八宝饭糯软可口，内含品种丰富，口味各异，满口生香，山药酥软，有健脾、补肺肾之功效。

虾米花蛤蒸蛋羹

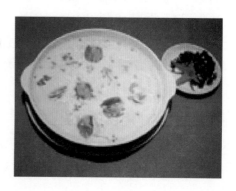

【主料】虾米10克，花蛤蜊150克，蛋2只。

【辅料】黄酒、盐、葱适量。

【制法】

（1）虾米切碎，放在黄酒里浸泡10分钟。

（2）花蛤洗净，注意要活的。用开水烫后花蛤壳能打开。

（3）鸡蛋打碎加盐，加虾米和花蛤，加温水，放入葱花，大火急蒸。蒸至结膏后即可。

蛋羹色泽嫩黄，味鲜美，虾米和花蛤含锌量高，是老人喜爱的补锌菜肴。

山药胡萝卜甜玉米排骨汤

【主料】小排骨300克，甜玉米1根，胡萝卜1根，山药150克。

【辅料】盐、姜片、料酒。

【制法】

（1）小排骨洗净，用滚水氽烫取出备用。

（2）将玉米切成小段，胡萝卜切成小块，山药去皮、洗净后切成小块。

（3）锅中放多量水、小排骨、姜片，料酒烧开后转小火。

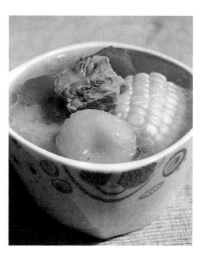

（4）焖煮45分钟后，加入切好的胡萝卜、玉米续煮10分钟。

（5）加入山药，继续焖煮5分钟。

（6）出锅前加适量盐调味即可。

本汤品种较多，营养丰富，口味鲜美。富含蛋白质、维生素，加上玉米富含膳食纤维，较适合老年人食用。

➤ **冬季推荐的家常菜谱**

冬季天气寒冷，寒邪易伤肾阳，宜食温性食物，以其热气治寒。所以冬季养生调摄以补肾温阳，培本固元，强身健体为首要原则。下面推荐几个冬季菜谱。

肉糜洋葱番茄

【主料】猪瘦肉50克,番茄150克,洋葱头15克。

【辅料】植物油25克,酱油、料酒、精盐、白糖、干淀粉各适量。

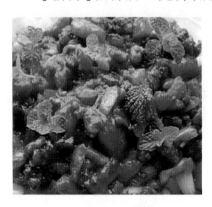

【制法】

(1)将洗净猪肉剁成肉糜,放入碗内入锅蒸熟;番茄去蒂洗净,切成小指宽的圆形片,两面撒上干淀粉放在盘内。

(2)将炒锅烧热放油,逐片放入粘匀干粉的番茄,两面煎成金黄色后盛入盘内。

(3)在炒锅内加少许底油,将切成细丝的洋葱放入煸熟煸香,再放入煎好的番茄片,把熟肉糜均匀洒在番茄片上,略加一点清水,加盖用小火焖至香气四溢时揭盖,再将肉糜碗内所剩的汤汁倒入锅内,并将番茄片碾成泥,加入少许酱油、料酒、精盐和适量白糖混匀后盛入盘内即成。

这道菜的特点是酸甜鲜香,含有丰富的蛋白质、脂肪、钙、铁及维生素A、维生素B_1、维生素C和尼克酸等多种营养素。

红烧荤素肉丸

【主料】猪腿肉300克,土豆100克,胡萝卜100克,鸡蛋50克。

【辅料】植物油750克(实耗80克),干淀粉25克,料酒15克,酱油、精盐、白糖及葱姜各适量。

【制法】

(1)将肉洗净后剁成肉糜,放入盛器中备用。

(2)将洗净的整只土豆及整支胡萝卜放入锅内加冷水煮熟,去皮后用刀或勺子分别将其压成泥状,

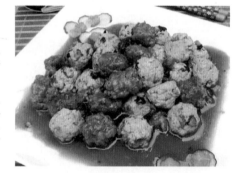

然后各取出100克加入放肉糜的盛器中,加鸡蛋、盐、葱、姜后用手朝一个方向拌匀,再加干淀粉拌匀,并用手做成乒乓球大小的肉丸子。

（3）将炒锅烧热,加入大量油,待油温至4~5成热时,将肉丸下油锅炸至定型后,用漏勺捞出放入另一烧锅内备用。

（4）在装有肉丸的烧锅内加适量酱油和水,先用大火烧开,然后用小火焖煮25分钟,再转旺火,待汤汁少时加白糖少许,再用水淀粉勾芡,淋少量熟油,即可装碗。

此菜红烧味,荤素合一,鲜咸软酥,含有丰富的蛋白质、脂肪、钙、铁及维生素C、尼克酸、胡萝卜素等多种营养素。

彩丝肝膏

【主料】猪肝125克,鸡蛋2只,胡萝卜50克,青椒25克,鲜香菇25克,洋葱25克,肉末15克。

【辅料】油15克,葱姜水80克,黄酒5克,精盐2克,水淀粉50克,清肉汤125克。

【制法】

（1）除去猪肝筋膜,洗净后用刀排斩成极细的茸浆（或用绞肉机绞两遍）,放入盛器,加葱姜

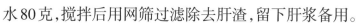

水80克,搅拌后用网筛过滤除去肝渣,留下肝浆备用。

（2）将鸡蛋去壳,倒入肝浆内搅匀后将盐、水淀粉、黄酒、清肉汤倒入肝浆,打匀后将肝浆倒入涂过猪油的盆子中,放入沸水锅内蒸15分钟,蒸至肝浆结膏时出锅。稍冷后用熟刀切开盛入盆中。

（3）胡萝卜、青椒、鲜香菇、洋葱洗净后均切成细丝。

（4）炒锅烧热,加入油15克,炒香姜末,并煸软煸透洋葱,然后倒入肉末、黄酒,稍炒之后加入胡萝卜丝、香菇丝、青椒丝,炒至三丝断生时,加少量水焖煮片刻,待香气溢出时,开盖加盐,转旺火用水淀粉勾芡,出锅后直接盖在肝膏上。

注意：① 制猪肝膏时，葱姜水、鸡蛋、水淀粉、清肉汤与猪肝浆的比例要合理。② 蒸猪肝膏时，火力不宜太猛，也不可多蒸，一结膏就应出锅。

本肴富含特殊营养素菜肴，营养价值高，有机铁含量高，又富含蛋白质、脂肪、钙、磷及维生素A、维生素B_1、维生素B_2、维生素B_{12}和尼克酸等多种营养素。猪肝膏极嫩，入口即化，又配适量蔬菜，色艳味好，很适合身体虚弱的老人食用。

红烩牛肉膏

【主料】牛肉300克，猪肉100克，鸡蛋2只，洋葱100克。

【辅料】植物油30克，酱油5克，精盐3克，砂糖25克，番茄酱25克，水淀粉30克，葱姜水15克，鲜汤60克，黄酒5克。

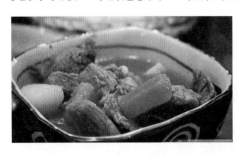

【制法】

（1）将牛肉、猪肉洗净，除去筋膜，斩成肉酱。加盐、鸡蛋、葱姜水、黄酒、水淀粉，用筷子朝一个方向拌匀，待拌出黏性后，将肉糜放进涂过油的盘子里，用手抹平后直接放入沸水锅蒸25分钟，蒸熟后须待冷却后取出切成小块。

（2）炒锅烧热，倒入植物油，将切成细丝的洋葱煸透煸软，加少许水后加盖焖煮至香气外溢，揭盖加入番茄酱，待熬出红油时加鲜汤、砂糖、精盐、酱油、肉酱，大火烧开后，转小火焖烧15分钟，用漏勺捞出装盆。余下汁水用大火稠浓，浇在肉膏上即成。

此肴色泽红亮，口味咸甜鲜美。牛肉膏极嫩。牛肉含蛋白质高，含脂量低，是冬令进补食品。

虾仁豌豆蘑菇冬笋豆腐羹

【主料】内酯豆腐1块，虾仁200克，豌豆50克，蘑菇50克，冬笋1

个,鸡蛋1个。

【辅料】盐、糖、精制油适量,味精,淀粉,葱,姜。

【制法】

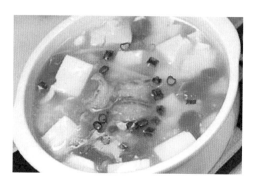

(1)虾仁去泥肠洗净,挤干水分后用蛋清拌匀,放置冷藏室内保存1小时备用。

(2)将内酯豆腐横竖方向切成细小条块。

(3)葱切葱段,姜切片,蘑菇洗净后切片,冬笋去壳后洗净切片,豌豆在开水中氽熟备用。

(4)起油锅煸炒冬笋片,煸软后取出,再在原锅内煸炒蘑菇,出水后取出备用。

(5)起油锅煸炒姜片葱段,起香后取出弃去,再放入虾仁煸炒,略加酒。

(6)待虾仁变色后放入豆腐、豌豆、笋片、蘑菇片,及剩下的蛋黄,加半碗水后加盖煮5分钟。待香气外溢时,去盖后加适量盐、味精,并勾芡即成。

此肴特点鲜美可口,色泽靓丽,营养丰富,是冬令家庭佳肴。

腌肉胡萝卜菜饭

【主料】青菜500克,胡萝卜100克,自家腌的咸肉200克。

【辅料】盐、精制油适量。

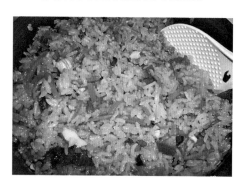

【制法】

(1)青菜洗净切成小块,胡萝卜洗净去皮,切成小丁。大米淘干净备用。

(2)自家腌的咸肉洗净后切成丁。

(3)起油锅,放入腌肉丁,加

适量料酒煸炒后盛起。

（4）在原油锅里加入胡萝卜煸炒，然后加入青菜一起煸炒。菜出水后将肉丁和洗净的米一起放入锅内煸炒均匀。

（5）把上述所有菜、肉丁和米一起放入煮饭的锅内，加开水高出1厘米即可。点火煮饭，待水开后品尝水的咸淡，根据口味加适量盐。然后用小火焖煮，待米饭煮熟后香气四溢即成。

本肴制作需要注意几点：① 自家腌肉的方法：选肋条肉，有瘦有肥。将盐和花椒放入锅内一起炒香，取出冷却后将盐和花椒擦在鲜肉上，放入小缸或大碗中，用一块卵石压在上面出水。一般7~10天即成。② 家庭自制腌肉，没有市场所售咸肉中的亚硝酸盐，有利于健康。本菜饭咸鲜味，富含蛋白质，及胡萝卜素，有保护呼吸道的作用。饭菜有荤有素，营养丰富，是冬令家庭美食之一。③ 吃菜饭时可提供一小碗汤：如紫菜蛋花汤，山药小排汤或鸡蛋羹等。

互动学习

1. 判断题

（1）根据用温远温原则，春天天气变暖和，应该多选用温热膳食。
（　　）

（2）夏天天气炎热，为了防止出汗体内盐分水分丢失过多，应该多吃凉拌菜和冷饮。（　　）

（3）动物肝脏、各种肉类及其血制品、干果等食物内含有大量的微量元素铁。（　　）

（4）红烩牛肉膏是秋天进补的一道常见菜。（　　）

（5）冬季天气寒冷，寒邪易伤肾阳，宜食温性食物，以其热气治寒。所以冬季养生调摄以补肾温阳、培本固元、强身健体为首要原则。（　　）

2. 思考题：请结合教材内容，列一份近期的一周食谱。

参考答案

1. 判断题：（1）　；（2）　；（3）√；（4）　；（5）√。

2. 思考题提示：一年四季的科学饮食应结合时令菜肴的特点，就容易记住其原理了。

 拓展学习

延伸阅读

老年人四季一周食谱示例

一周食谱设计，包括每天三餐一点，即早餐、午餐、点心、晚餐。

下面介绍的四季食谱是一所高级养老院实际使用的食谱。读者可以根据自己的条件与口味，做适当的选择与修改。

春季一周食谱设计

早餐	1. 牛奶1杯、煮鸡蛋、小肉包、小菜包、蒸红薯、煮玉米、橙子。 2. 牛奶1杯、菜肉大馄饨配榨菜紫菜蛋丝汤、煮玉米、蒸芋艿、苹果。 3. 牛奶1杯、煮鸡蛋、果酱面包半片、芝麻酱面包半片（芝麻酱、奶酪、原味烤肉、酸黄瓜、橄榄）、蒸红薯、煮玉米、甜瓜。 4. 牛奶1杯、荷包蛋、虾仁香菇面、蒸红薯、煮玉米、蒸芋艿、猕猴桃。 5. 牛奶1杯、煮鸡蛋、三鲜饺子（虾仁、猪肉、豆腐干、芹菜）、煮玉米、蒸芋艿、橘子。 6. 牛奶1杯、煮鸡蛋、香菇肉末烧卖、蒸红薯、煮玉米、蒸芋艿、橙子。 7. 牛奶1杯、自制小蛋糕、小肉包、蒸红薯、煮玉米、蒸芋艿、香蕉。
午餐	1. 面筋塞肉、炒西兰花、西芹干丝、蘑菇小鸡盅、米饭。

（续　表）

午餐	2. 小鸡炖蘑菇、木须肉、炒鸡毛菜、银鱼蚕豆汤、米饭。 3. 清蒸鲈鱼、西芹炒肉片、水面筋毛豆炒土豆、何首乌乌鸡盅、米饭。 4. 四兄弟红烧肉、西芹百合炒白果、青椒土豆丝、山药雪梨排骨盅、米饭。 5. 红烧狮子头、雪菜毛豆烧百叶、手撕包菜、黑木耳炖百合、米饭。 6. 芙蓉炒虾仁、西葫芦炒肉片、炒三丝、米饭。 7. 青豆虾仁、茭白炒肉丝、炒米苋、荠菜豆腐羹、米饭。
点心	1. 银耳枸杞羹、饼干。 2. 赤豆红枣汤、芝麻饼。 3. 酸奶（猕猴桃）。 4. 红枣莲心羹、葱香薄饼。 5. 龙眼百合羹、绿豆糕。 6. 山药芝麻糊、凤梨酥。 7. 红薯粥、葱香薄饼。
晚餐	1. 面拖小黄鱼、青椒土豆胡萝卜炒肉丝、炒白菜、豆腐虾皮蛋花汤、米饭。 2. 花菜炒肉片、西芹百合、五彩虾仁、紫菜蛋汤、米饭。 3. 咖喱鸡块、青椒肉丝、清炒米苋、番茄蛋花汤、米饭。 4. 豆豉蒸排骨、香菜拌云丝、蒜香西葫芦、鸭子海带汤、米饭。 5. 五彩鱼米、五香素火腿、干煸四季豆、菌菇汤、米饭。 6. 肉末蒸蛋、烧茄子、毛豆炒冬瓜、苦瓜排骨盅、米饭。 7. 香菇黑木耳炒肉片、红烧鲳鱼、蒜蓉生菜、番茄金针菇汤。

夏季一周食谱设计

早餐	1. 牛奶1杯、荠菜肉馄饨、水煮花生、蒸红薯、煮玉米、橙子。 2. 牛奶、鸡蛋、花生肉丁芹菜粥、酥饼、煮玉米、蒸芋艿、香蕉。 3. 牛奶1杯、杂粮窝窝头、果酱、榨菜土豆肉丝、蒸红薯、煮玉米、苹果。 4. 豆浆1杯、自制蛋糕、花卷、青椒土豆炒肉丝、蒸红薯、煮玉米、哈密瓜。 5. 牛奶1杯、葱香面饼、番茄炒蛋、水煮花生、蒸红薯、煮玉米、香蕉。 6. 牛奶1杯、鸡蛋、三鲜豆花、油条、凉拌芹菜、蒸红薯、煮玉米、柚子。 7. 牛奶1杯、葱香面饼、荷包蛋、青椒土豆炒肉丝（夹饼）、蒸红薯、煮玉米、橙子。

（续　表）

午餐	1. 盐水鸭腿、青椒毛豆炒肉丝、青菜香菇、鸡毛菜蛋汤、米饭。 2. 鲈鱼羹、西芹白果炒百合、炒素、何首乌乌鸡盅、米饭。 3. 素红烧肉、百叶包、炒米苋、菌菇炖盅、米饭。 4. 豆腐末狮子头、手撕包菜、西芹百合、冬瓜炖小排、米饭。 5. 百叶红烧肉、木耳三丝、干煸有机西兰花、粟米羹、米饭。 6. 糖醋素咕咾肉、肉末刀豆、香菇青菜、芋艿鸭汤、米饭。 7. 爆鱼、韭菜炒肉丝、清炒豆苗、鸡腿菇猪肝汤、米饭。
点心	1. 百合莲心羹、绿豆糕。 2. 薏米莲子百合汤、面包。 3. 绿豆薏米汤、蛋挞。 4. 什锦水果羹、地力糕。 5. 木瓜甜汤、葱香薄饼。 6. 绿豆汤、小蛋糕。 7. 银耳枸杞汤、桃酥饼。
晚餐	1. 三丝青鱼、肉片炒有机花菜、青椒炒绿豆芽、冬瓜肉汤、米饭。 2. 五彩肉丁、虾皮冬瓜、蒜蓉刀豆、荠菜豆腐羹、米饭。 3. 糟溜鱼片、蒜香西葫芦、尖椒塞肉、酸辣汤、米饭。 4. 香菇豆豉蒸鸡块、青椒肉丝豆腐丝、炒生菜、花蛤炖蛋、米饭。 5. 咖喱鸡丁、木耳荷兰豆、白菜肉丝、蘑菇虾丸汤、米饭。 6. 咸菜小黄鱼、苦瓜木耳炒黄瓜、粟米炒鸡粒、火腿炖娃娃菜、米饭。 7. 红烧狮子头、青椒茭白肉丝、木耳山药南瓜、木瓜炖黑鱼、米饭。

秋季一周食谱设计

早餐	1. 牛奶、鸡蛋、三鲜饺子、水煮花生、蒸红薯、煮玉米、苹果。 2. 牛奶、鸡蛋、香菇虾仁青菜面、蒸红薯、煮玉米、橙子。 3. 牛奶、鸡蛋、小肉包、小菜包、蒸红薯、煮玉米、猕猴桃。 4. 牛奶、酱蛋、皮蛋瘦肉粥、芹菜干丝、花卷、蒸红薯、蒸芋艿、香蕉。 5. 牛奶、鸡蛋、烧卖、凉拌芹菜干丝、蒸红薯、煮玉米、苹果。 6. 牛奶、鸡蛋、自制蛋糕、小肉包、凉拌黄瓜、蒸红薯、煮玉米、梨。 7. 牛奶1杯、青椒洋葱土豆猪肝面、蒸红薯、煮玉米、苹果。
午餐	1. 糟溜黄鱼片、手撕包菜、香菇油菜、芋艿水鸭汤、米饭。 2. 洋葱炒猪肝、苦瓜炒蛋、炒豇豆、酸辣汤、米饭。

（续　表）

午餐	3. 青椒炒牛肉片、家常豆腐、木耳炒卷心菜、菌菇汤、米饭。 4. 咖喱鸡丁、肉末刀豆、生菜、冬瓜小排汤、米饭。 5. 油豆腐塞肉、芹菜肉丝豆腐干、蘑菇炖鸡、炒豆芽、米饭。 6. 清蒸鲈鱼、西芹炒肉片、水面筋毛豆炒土豆、何首乌乌鸡盅、米饭。 7. 四兄弟红烧肉、西芹百合炒白果、青椒土豆丝、山药雪梨排骨盅、米饭。
点心	1. 绿茶(或铁观音)、鲜肉月饼。 2. 牛奶红茶、小蛋糕。 3. 银耳炖木瓜、鸡蛋牛奶面包。 4. 芝麻蜂蜜粥、饼干。 5. 银耳枸杞鸽蛋黄精冰糖粥、蛋挞。 6. 黄精枸杞粥、南瓜饼。 7. 松子蜂蜜粥、自制蛋饼。
晚餐	1. 魔芋烧鸭块、上汤西兰花、咖喱土豆、番茄蛋汤、米饭。 2. 八宝辣酱、煮干丝、虾仁炒蛋、虫草乌鸡汤、米饭。 3. 咖喱鸡块、家常豆腐、鸡毛菜炒干丝、鲫鱼萝卜汤、米饭。 4. 红烧鸡翅、青椒干丝炒肉丝、青菜蘑菇、番茄蛋汤、米饭。 5. 肉末蒸蛋、烧茄子、青椒肉丝、苦瓜排骨盅、米饭。 6. 杭椒牛柳、五彩鸡粒豆腐、炒生菜、天麻炖鸡盅、米饭。 7. 虾仁炒蛋、蚝油豆腐、青椒炒绿豆芽、菌王盅、米饭。

冬季一周食谱设计

早餐	1. 肉末皮蛋芹菜粥、吃粥小菜（盐水花生）、牛奶鸡蛋饼、蒸南瓜、煮玉米、苹果。 2. 牛奶1杯、三明治（煮鸡蛋切片、生菜、黄瓜、番茄、奶酪）、煮玉米、苹果。 3. 牛奶1杯、鸡丝青菜蛋花面、辣白菜、蒸红薯、煮玉米、猕猴桃。 4. 牛奶1杯、鸡蛋、豆沙面包、花卷、盐水花生、蒸红薯、煮玉米、火龙果。 5. 牛奶山药粥、小肉包、咸鸭蛋、盐水花生、蒸红薯、煮玉米、橘子。 6. 牛奶1杯、豆沙面包、小肉包、盐水花生、蒸红薯、煮玉米、火龙果。 7. 牛奶1杯、煮鸡蛋、香菇蔬菜包、小肉包、蒸红薯、煮玉米、苹果。
午餐	1. 红烧荤素肉丸子、雪菜毛豆烧百叶、手撕包菜、黑木耳炖百合、米饭。 2. 萝卜烧牛腩、三鲜豆腐、西芹炒百合、板栗炖鸡汤、米饭。

（续　表）

午餐	3. 小鸡炖蘑菇、木须肉、炒鸡毛菜、素罗宋汤、米饭。 4. 四兄弟红烧肉、刀豆烧土豆、蒜香西葫芦、山药雪梨排骨盅、米饭。 5. 茄汁大虾、三丝卷、蘑菇香菇炒面筋、蛤蜊蒸蛋、米饭。 6. 土豆炖牛腩、家常豆腐、油焖茄子、鸡片蘑菇汤、米饭。 7. 红烧鱼块、青菜炒肉丝、油麦菜、粉丝牛肉汤、米饭。
点心	1. 黄精枸杞粥、饼干。 2. 松子粥、小蛋糕。 3. 银耳鸽蛋益寿粥、蛋饼。 4. 龙眼莲枣粥、赤豆糕。 5. 双豆麦片粥、葱香薄饼。 6. 薏米莲子百合粥、葱香饼。 7. 藕粉、枣泥糕。
晚餐	1. 土豆炖牛肉、五彩炒肉丝、百合炒西芹、番茄蛋汤、米饭。 2. 豆豉鲳鱼、虾仁豆腐、蒜泥空心菜、丝瓜蛋汤、米饭。 3. 百叶结红烧肉、虾皮冬瓜、松仁玉米、黄豆猪脚汤、米饭。 4. 八宝辣酱、毛豆肉末炒丝瓜、炒包菜土豆、芋艿炖鸭子、米饭。 5. 百叶包、玉米粒炒鸡丁、百合南瓜、海带骨头汤、米饭。 6. 土豆烧鸡块、马桥豆腐干炒肉片、炒西兰花、皮蛋鱼片汤、米饭。 7. 咖喱鸡块、刀豆土豆、番茄炒西葫芦、鱼肚汤、米饭。

第三章 老年人的食养与食疗

从中医理论的基础上发展而来的食养与食疗，以特有的养生保健、防治疾病、延年益寿的特点而独立成为中国饮食文化中的一枝奇葩。中医理论包含着极讲究的健康元素，例如食物的温凉性质（气）、食物的五味、药食同源、因人施膳、因时施膳、因地施膳、辨证施膳以及饮食有节等。本章节主要为大家介绍食养和食疗的基本知识，重点介绍数十种食疗菜谱。希望读者能够根据自己的体质，按照菜谱进行调养，以此得到一些裨益。

本章节讲述的是老年人食养和食疗的基础知识，主要包含三部分的内容，即老年人食养的基本原则、老年人食疗的基本知识和老年人传统食疗方介绍。

 知识点汇总

➤ **知识点一：老年人食养的基本原则**

忌肥甘厚味宜清淡；忌偏食宜多样化；忌暴饮暴食宜饮食有节；忌过冷过热宜温度合适；忌生气宜愉快进餐。

➤ **知识点二：食物的温凉性质在食疗中的作用**

寒凉食物具有清热、泻火、清暑、解毒的作用，医学上常用来治疗热证与阳证；温热食物有温阳、散寒的作用，医学上常用来治疗寒证和阴证；平性食物具有健脾、开胃、补益的作用，多用于一般病症。

> 知识点三：食物的"五味"在食疗中的作用

酸味食物有收敛、固涩的作用，可用于治疗出虚汗、泄泻、小便频数、滑精、咳嗽经久不愈以及各种出血病；苦味食物有清热、泻火、燥湿、解毒的功效，可用于治疗热证、湿证；甘味食物具有补益、和中、缓急的作用，可用于治疗虚证；辛味食物具有发散、行气、行血等作用，可用于治疗感冒表证以及寒凝疼痛病证；咸味食物有软坚、散结、泻下、补益阴血的作用，可用于治疗瘰疬、痰核、痞块、热结便秘、阴血亏虚等病证。

老年人传统食疗方推荐

常用药膳（药菜）		
当归鸡	核桃鸭	柏子鱼米
甲鱼贝母汤	枸杞猪肝汤	陈皮鸽肉
常用药饭		
鸡肉栗子蒸糯米饭	羊肉菜饭	鸽肉枸杞饭
姜汁鳝鱼饭	血糯八宝饭	黑芝麻糯米饭
常用药粥		
藕粥	百合粥	黄芪粥
羊肉粥	鲤鱼汁粥	荠菜粥

 老年人食养的基本原则

> 忌肥甘厚味宜清淡

所谓肥甘厚味一般是指油腻较多的，或浓油赤酱的食物或菜肴，如红烧蹄髈、油炸食物等。虽然含热能及营养较多，但因脂肪及糖的含量较高，易造成肥胖、体重增加、血脂上升，对年老之人健康不宜。老年人消化功能已经减退，每日唾液腺的分泌量仅是年轻人的1/3，胃液的分泌量也下降为年轻人的1/5，因而稍多吃一点，就会肚子胀，不消化。尤其这些油腻的食物更易造成消化不良，又有可能加重老年人的慢性病的症状，如血脂、血糖或血压增高。老年人饮食宜清淡，少盐，油水不宜太多，而且饭菜都要比较软烂，容易消化，利于健康。在适合老年人咀嚼功能前提下，要兼顾食物的色、香、味、形。要注意烹调的方法，以蒸、煮、炖、炒为主，避免经常食用油腻、腌制、煎、炸、烤的食物。

➤ 忌偏食宜多样化

老年人的饮食应当保持多样化，各种食物都要吃，吃得杂一些对身体有益。我们身体需要的必需营养素有50种左右，所以必须通过食物多样化，才能满足全面营养的需求。建议每天要摄取15~20种的不同食物。还要注意荤素合理搭配，蛋白质摄入不能过多，以免加重肝脏与肾脏的负担。老年人要注意食不过咸、过酸、过甜、过苦，过辣。由于老年人味觉功能退化，菜肴往往偏咸，每天用盐量不宜超过5克，烹饪时要用专用的小匙量取，不要用嘴来尝。有些老人喜欢偏酸或偏甜，对身体多无益。凡事都有一个度，过了就会产生不利的影响。老年人不要贪图口福，而影响了健康，因此管好嘴巴很重要。

➤ 忌暴饮暴食宜饮食有节

老年人的饮食要有规律，因为老年人的消化能力减退，肠胃道适应能力较差，所以切忌暴饮暴食。暴饮暴食后可能会出现头晕脑胀、肠胃不适、消化不良、胸闷气急、身体疲劳。大鱼大肉、大量饮酒都会加重肝肾负担，有可能诱发胆囊炎，使肝炎患者病情加重，也会使胰腺大量分泌,十二指肠内压力增高,诱发急性胰腺炎。有研究报道,暴饮暴食后2小时,发生心脏病的危险概率增加4倍,是诱发心肌梗死的主要原因。发生腹泻时,老年人因大量丢失体液,全身血循环量减少,血液浓缩黏稠,流动缓慢,而引发脑动脉闭塞,脑血流中断,脑梗死形成。老年人饮食要有节制、有规律,尽可能少食多餐,不饥饿、不过饱,饮食定时定量定质,还要养成细嚼慢咽的饮食习惯。老年人在食物加工方面多采用汤、清蒸、炖、炒素、汆、粥等方法,而少用煎烤、油炸、重油、重糖、腌制等加工方法。

➤ 忌过冷过热宜温度合适

老年人应忌过热、过凉的饮食。因为老年人的肠胃功能已经减弱,过热过凉的食物都易刺激消化道黏膜而影响消化功能和营养吸收,有时候也可避免发生烫伤危险。因此刚煮好的汤团、滚烫的鸡汤、煲菜、热粥、热包子、热饺子、热馄饨等都要待稍温时食用,食用时注意先小口尝试,切莫大口吞食,以免发生危险。过凉的食物也同样要注意,像冰淇淋或刚从冰箱取出的食物如酸奶、饮料或冷冻食物都不要立即食用。放到室温时食用比较安全。尤其需注意,大热天忌贪图凉快而食用冰镇食物,即使冰水也要注意。大冷天也忌过热食物。随着年龄增大,饮食的行为也要与之相适应,保护好自己的肠胃,就是养护自己的健康。

➤ 忌生气宜愉快进餐

合理安排老年人的饮食,使老人保持健康的进食心态和愉快的摄食过程。家庭和社会应从各方面保证老年人的饮食质量、进餐环境和进食情绪,使其得到丰富的食物,保证其需要的热能与各种营养素摄入充足,以促进老年人身心健康,减少疾病,延缓衰老,提高生活质量。老年人的进餐环境和进食情绪状态十分重要,和家人一起进餐往往比单独进餐具有更多亲情和乐趣，还会促进消化液的分泌，增进食欲，促进消化。老年人和家人一起进餐有助于互相交流感情，了解彼此在生活、身体、工作方面的状况，使老年人享受家庭乐趣，消除孤独，有助于预防老年人心理性疾病的发生。老年人也要调节好自己的情绪，如生气、不高兴时暂缓进食，等气顺时再吃，就不会对身体造成不利影响。

 老年人食疗的基本知识

食疗文化是中华饮食文化的一部分，是伴随着其他饮食文化如熟食文化、美食文化、素食文化等一起发生发展起来的。食疗文化又以特有的养生保健、防治疾病、延年益寿的特点而独立成为中国饮食文化中的一枝奇葩。食疗文化之所以成为中华饮食的精华，是在于食疗文化包含着众多世上独一无二的中国健康饮食元素，例如食物的温凉性质（气）、食物的五味、药食同源、因人施膳、因时施膳、因地施膳、辨证施膳以及饮食有节等。在本书四季科学饮食中已经详细介绍了因人施膳、因时施膳、因地施膳与健康的关系。在这里将详细介绍食物的温凉性质以及食物的五味在食疗中的作用。

> **食物的温凉性质在食疗中的作用**

传统中医知识认为，食物具有不同的温凉属性，一般称之为食物的"四气"，即食物的"性"，指的是寒、热、温、凉。在具体应用上发现有些食物处于温凉之间，可称之为平性。因此，如果简单的归类则可分为3种：即温、凉与平性。在本书附录中列有食物温凉谱。中医的一个重要治疗原则，就是"疗寒以热药，疗热以寒药"，此原则也可应用于食疗。在平时的饮食中，要根据摄入者自身的体质情况，来选择适合自己体质的食物，例如，内热重的要选寒凉性质的食物；反之则选温热性质的食物。如果弄反了，就会出现火上浇油，或者雪上加霜的结果。在实际生活中，如果缺乏这些知识，经常会出现食物伤人的情况。例如，一个人大便干、有口气、甚至口里有溃疡，还经常吃河虾、黄鳝、韭菜等热性食物，结果出现大便秘结，甚至肛门出血，这是由于河虾属热性食物之故。同样有的人平时脾胃虚弱，吃梨、西瓜或螃蟹等就会拉肚子，这是由于梨、西瓜或螃蟹均属寒凉性食物之故。

1. 寒凉食物的食疗作用

寒和凉属同一种性质，仅是程度上的差别。寒凉食物具有清热、泻火、清暑、解毒的作用，医学上常用来治疗热证与阳证。凡是表现为面红耳赤，口干口苦，喜欢冷饮，小便短黄，大便干结，舌红苔黄，脉象不稳的病证，均可选用寒凉的食物。

常用食物中属寒性的有：豆豉、马齿苋、苦瓜、莲藕、蟹、空心菜、盐、甘蔗、番茄、柿子、茭白、荸荠、紫菜、海藻、笋、西瓜、香蕉、桑椹、黄瓜、田螺等。

常用的食物中属凉性的有：茄子、萝卜、冬瓜、丝瓜、菠菜、苋菜、芹菜、大麦、绿豆、豆腐、小麦、苹果、梨、枇杷、橙子、菱角、薏米、绿茶、蘑菇、荞麦、鸭蛋等。

2. 温热食物的食疗作用

温与热同属一种性质，都有温阳、散寒的作用，医学上常用来治疗寒证和阴证。凡是表现为面色苍白，口中发淡，怕冷，手足四肢清冷，小便清长，大便稀烂，舌质淡，脉沉迟的病证，均可选用温热食物。

常用食物中属温性的有：刀豆、荠菜、香菜、南瓜、桂圆肉、杏、桃、石榴、乌梅、荔枝、栗子、糯米、大枣、核桃肉、麻雀、鳝鱼、虾、鲢鱼、海参、鸡肉、猪肝、火腿、猫肉等。

常用食物中属热性的有：韭菜、葱、姜、蒜、小茴香、辣椒、羊肉、狗肉、花椒等。

3. 平性食物的食疗作用

介于寒热之间的统称为平性食物，或称平性。平性食物既不偏寒，也不偏热，介乎两者之间，通常具有健脾、开胃、补益的作用，多用于一般病证。由于其性平和，故一般热证和寒证都可配合食用，尤其对于那些身体虚弱，或久病阴阳亏损，或病证寒热错杂，或内有湿热邪气者，较为适宜。

常用食物中属平性的有：粳米、黄豆、蚕豆、赤豆、黑大豆、玉米、花生、豌豆、扁豆、黄花菜、香椿、胡萝卜、白菜、莲子、芝麻、葡萄、橄榄、猪肉、鲫鱼、鸽蛋、芡实、鸡蛋、牛奶等。

➤ 食物的"五味"在食疗中的作用

传统中医知识认为，食物具有不同的味，一般称之为食物的"五味"，指的是酸、苦、甘、辛、咸。不同食物的味不同，是食物具有不同功效的基础，也是食疗方选用的重要依据。

《本草备要》记载："凡酸者能涩能收，苦者能泻能燥能坚，甘者能补能缓，辛者能散能横行，咸者能下能软坚。"药物也有酸、苦、甘、辛、咸五味，分别有收、降、补、散、软的药理疗效，食物的五味也具有同样的功效。了解不同食物所具有的性味，有助于正确选用食疗方中的食物，以达到预期的效果。

著名医家张仲景曾说过："所食之味，有与病相宜，有与身为害；若得宜则益体，害则成疾。"可见，食物的味还直接影响到机体的健康，这就是食物既可养人，又可伤人的道理。

1. 酸性食物的食疗作用

酸味食物有收敛、固涩的作用，可用于治疗出虚汗、泄泻、小便频数、滑精、咳嗽经久不愈以及各种出血病。

酸味固涩容易敛邪，因此感冒出汗、急性肠炎泄泻、咳嗽初起，均当慎食。

常用的属于酸味的食物有：番茄、马齿苋、赤豆、橘子、橄榄、杏、枇杷、桃、山楂、石榴、乌梅、荔枝、葡萄、猫肉等。

2. 苦性食物的食疗作用

苦味食物有清热、泻火、燥湿、解毒的功效。可用于治疗热证、湿证。

苦味清火易泄气，不宜多吃，尤其脾胃虚弱者更宜谨慎。

常用的苦味食物有：苦瓜、茶叶、杏仁、百合、白果、桃仁等。

3. 甘性食物的食疗作用

甘即甜，具有补益、和中、缓急的作用。可用于治疗虚证。如果表现为头晕目眩，少气懒于说话，疲倦乏力，脉虚无力之气虚证的，均可选用牛肉、鸭肉、大枣等；如果表现出身寒怕冷，蜷卧嗜睡之阳虚证，可选用羊肉、虾、麻雀等。

甘能缓急，如出现虚寒腹痛、筋脉拘急时可选用蜂蜜、大枣等。

4. 辛性食物的食疗作用

辛味即辣味，辛味食物具有发散、行气、行血等作用。可用于治疗感冒表证以及寒凝疼痛病证。常用的辛味食物有：姜、葱、大蒜、香菜、洋葱、芹菜、辣椒、花椒、茴香、豆豉、韭菜、酒等。

同是辛味食物有属于热性的，也有属于寒性的。如生姜辛而热，适宜于恶风寒，骨节酸痛，鼻塞流清涕，舌苔薄白，脉浮紧的风寒感冒病证；豆豉辛而寒，适宜于身热，怕风，寒出，头胀痛，咳嗽痰稠，口干咽痛，舌苔黄，脉浮数的风热病证。

辛味食物大多发散，易伤津液，使用时要防止过量。

5. 咸味食物的食疗作用

咸味食物有软坚、散结、泻下、补益阴血的作用，可用于治疗瘰疬、痰咳、痞块、热结便秘、阴血亏虚等病证。在甲状腺瘤的治疗过程中，常配合食用海带及海藻，就是依据"咸以软坚"的理论，以海带、海藻之咸来软化肿块。民间采用食盐炒热，用布包裹，熨脐腹部，治疗寒凝腹痛就是这种原理的实际运用。

> ➤ 药食同源在食疗中的作用

目前国家有关卫生行政部门公布的药食同源的食物共有77种，按中药的药理可将其分类为13类。每种药食同源食物的温凉性质与五味特点可以在上面介绍的知识中查阅。

1	健脾益气类	枣（大枣、酸枣、黑枣）、山药、白扁豆、薏米、甘草、茯苓、鸡内金
2	滋阴补血类	百合、桑椹、黑芝麻、枸杞子、桂圆（龙眼）
3	活血化瘀类	山楂、桃仁、红花
4	益肾温阳类	八角茴香、大茴香、刀豆、花椒、黑胡椒、肉桂、肉豆蔻、高良姜、干姜、益智仁
5	止咳平喘类	杏仁（甜、苦）、白果、黄芥子、昆布、罗汉果
6	固涩安神类	芡实、莲子、酸枣仁、牡蛎、乌梅
7	解表类	生姜、白芷、菊花、香薷、淡豆豉、薄荷、藿香、桑叶
8	理气类	佛手、莱菔子、陈皮、砂仁、薤白、丁香、香橼、橘红、紫苏、麦芽
9	清热类	青果、栀子、代代花、决明子、菊苣、沙棘、鲜白茅根、马齿苋、芦根、荷叶、蒲公英、淡竹叶、胖大海、金银花、余甘子、葛根、鱼腥草
10	祛风利湿类	木瓜、乌梢蛇、蝮蛇
11	利水渗湿类	赤小豆
12	润下类	蜂蜜、郁李仁、火麻仁
13	驱虫药	榧子

老年人传统食疗方

老年人的食疗,首先考虑利用药食同源的许多食品,它们既是食物,又具有一定的保健功效。这在古代也是推崇的方法。宋代《太平圣惠方》说:"夫食能排邪,而安脏腑,清神爽志,以资气血。若能以食平疴,适情遣病者,可谓上工矣。"其次,也可以采用一些常用中药,通过适当的烹饪制成各种鲜美的佳肴,起到一定的保健和医疗功效。在这里主要分三个层次来介绍适合老年人的食疗方:即常用药膳(药菜)、药饭及药粥。书中编写的菜、饭、粥的食材都是在市场上易购、并易于制作以及美味可口的,并具有良好的食疗保健功效。

➤ **常用药膳(药菜)**

当归鸡

【原料】母鸡1只,当归20克,葱、姜、精盐、味精、胡椒粉等调料适量。

【制作】母鸡去毛,去内脏。当归洗净后用纱布包好,放入鸡腹腔内,加葱、姜、盐、料酒、味精等调料,用小火炖烂。出锅时撒胡椒粉少许,去当归渣即成。

【功效】调经补血。

【应用】适用于月经不调和气血虚弱者。

【提示】鸡肉营养丰富,益气补精。当归其味甘而重,故专能补血,其气轻而辛,故又能行血,补中有动,行中有补,诚血中之气药,亦血中之圣药也。

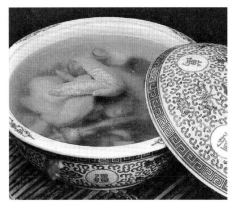

核桃鸭

【原料】鸭1只，核桃肉200克，鲜荸荠200克，鸡蛋1只，葱、姜、精盐、味精等调料适量。

【制作】

（1）鸭去毛及内脏，洗净，入沸水烫后捞出，加葱、姜、料酒、精盐上蒸笼蒸熟；

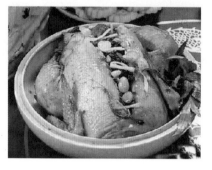

（2）取出鸭，切两半剔除骨头，用蛋清、生粉、酒、盐等调成糊状，涂在鸭腹肉上；

（3）起油锅，将鸭肉入油锅炸透；

（4）核桃肉用温水浸泡去皮，入油锅炸成金黄色，捞出切碎；

（5）荸荠削皮洗净，切成碎末；

（6）鸭装盆，将荸荠末、核桃肉撒在鸭肉糊面上即成。

【功效】补肾固精，润肺定喘。

【应用】适用于非肾虚所致的气喘、慢性支气管炎、肺气肿等。

【提示】鸭肉能滋阴补虚，配上核桃肉有壮腰补肾，敛肺定喘之功效。荸荠有清热、生津、化痰作用。故本肴对肺肾虚的气喘有较好的功效。

柏子鱼米

【原料】鳜鱼1条，柏子仁30克，松子30克，料酒、精盐、味精等调料等适量。

【制作】

（1）鳜鱼去鳞，去内脏，洗净，将鱼肉切成小粒；

（2）柏子仁、松子洗净；

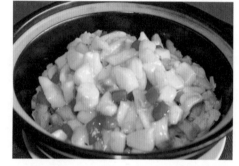

（3）起油锅，把上述三味原料同入锅煸炒，加料酒、精盐等调料

稍炒后加入味精即成。

【功效】补气血,养心安神,润肠通便。

【应用】适用于气血不足、体质虚弱、心血不足之心烦失眠、肠燥便秘等症。

【提示】鳜鱼又名桂鱼、石桂鱼,性平味甘。具有补气血,益脾胃功能。柏子仁养心安神,松子健脾益肺润燥,三味相配,不仅气香嫩脆,美味可口,而且有补气血,益脾胃,养心安神之效果。

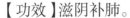

甲鱼贝母汤

【原料】甲鱼1只,川贝母10克,料酒、精盐、葱、姜、味精等调料适量。

【制作】

（1）甲鱼杀后洗净,放入蒸钵内;

（2）加入川贝母、葱、姜、精盐、料酒、味精等调料,加水适量蒸烂即可。

【功效】滋阴补肺。

【应用】适用于阴虚咳喘,低热,盗汗。

【提示】甲鱼滋肝肾之阴,清虚劳之热。贝母有止咳化痰,清热散结的作用,两者配伍对慢性阴虚咳喘有一定功效。

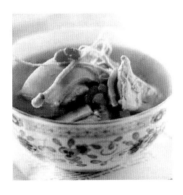

枸杞猪肝汤

【原料】猪肝250克,枸杞子50克,料酒、精盐、味精等调料适量。

【制作】

（1）猪肝洗净,切片,加少量生粉、料酒拌匀;

（2）枸杞子洗净;

（3）起油锅,先把猪肝煸炒后加清水适量,加入枸杞子和各种调料煮熟即可。

【功效】补益肝肾,养血明目。

【应用】适用于肝肾虚,视力减退,夜盲等症。

【提示】猪肝能补肝,养血,明目。配上具有滋补肝肾作用的枸杞子,可使补肝明目效果更佳。

陈皮鸽肉

【原料】鸽肉350克,陈皮15克,芹菜100克,荸荠100克,芝麻6克,料酒、精盐、葱、姜、味精、麻油等调料适量。

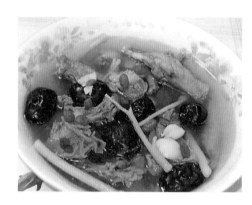

【制作】

（1）鸽肉去筋皮、洗净,切成片;

（2）芹菜去筋、洗净,切成细末,荸荠去皮洗净拍碎,陈皮洗净泡软,葱姜切末;

（3）鸽肉放盐、料酒、湿淀粉、麻油拌匀,入油锅炒散出锅;

（4）陈皮先入油锅炒一下,再加荸荠、葱姜末,再加鸽肉、芹菜、味精、盐炒热,淋上麻油,出锅即可。

【功效】理气健胃,补益精血。

【应用】适用于肝肾不足、脾胃虚弱、气滞、乏力、老年体弱者。

【提示】鸽肉滋肾益气,祛风解毒。陈皮健脾理气,所以本肴补而不滞,是老年及体虚弱者调补佳品。

➢ 常用药饭

鸡肉栗子蒸糯米饭

【原料】鸡肉250克,栗子150克,糯米250克。

【制作】

（1）鸡肉洗净,切成小块;

（2）栗子剥壳,糯米洗净;

（3）一起放入蒸钵内,加水适量,隔水蒸熟服食。

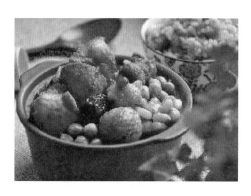

【功效】补肾益气,强腰膝。

【应用】适用于肾虚腰痛、腿脚无力、脾虚泄泻等。

【提示】糯米性温,与栗子一起煮饭,有补肾、益气、厚肠胃的功效。再加鸡肉,可以增强益气补虚之功效。

羊肉菜饭

【原料】羊肉250克,青菜200克,粳米250克,葱姜、料酒、精盐、味精等调料适量。

【制作】

（1）羊肉洗净切成肉丁,葱切成小段,姜切成小片;

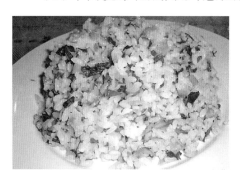

（2）青菜洗净切成小块;

（3）把羊肉与料酒、葱姜拌匀,在油锅中煸炒,再加青菜、与盐一起煸炒后加水适量,倒入洗净的粳米煮成饭。

【功效】益气血,补虚损,暖脾胃。

【应用】适用于中老年人阳气不足、气血亏损,体弱羸瘦、恶寒怕冷、腰膝酸软等。

【提示】羊肉性温味甘,能助元阳,补精血,益虚劳。羊肉为血肉之品,可补有形之虚。羊肉与粳米同煮,其补虚而温阳,与当归生姜羊肉汤相当。如怕羊肉膻味,可先将羊肉与萝卜同煮一下,去掉萝卜与水,再加工羊肉饭。本饭性温,宜在秋冬季节食用。

鸽肉枸杞饭

【原料】鸽肉200克,枸杞子15克,粳米250克,料酒、精盐、味精等调料适量。

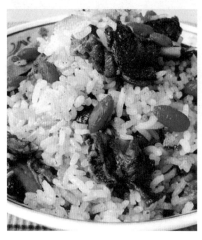

【制作】

(1)将鸽肉洗净切片,加生粉、料酒少许,拌匀;

(2)枸杞子洗净;

(3)起油锅,倒入鸽肉片,煸炒,再加入枸杞子继续煸炒,最后加精盐、味精拌匀;

(4)热的粳米饭放入盆中,把鸽肉、枸杞子连同汤汁盖浇在饭上。

【功效】补肝肾,益精气。

【应用】适用于肝肾阴虚、肾虚体亏等。

【提示】鸽肉性平味咸,有滋肾益气,祛风解毒之功效。配枸杞子,加强补益肝肾作用。粳米有健脾益气,辅助鸽肉有益气的作用。故本肴不仅美味可口,促进食欲,而且有较好补益肝肾的作用。

姜汁鳝鱼饭

【原料】鳝鱼200克,生姜汁少许,粳米200克,葱适量。

【制作】

(1)鳝鱼洗净,切成小段,放入盘中,加上姜汁、葱段、酱油、精盐、烹调油适量拌匀;

(2)糯米淘净,上火蒸40分钟;

(3)将拌好的鳝鱼倒在饭面上摊平,再以文火蒸20分钟即成。

【功效】补虚损,祛风湿,强筋骨。

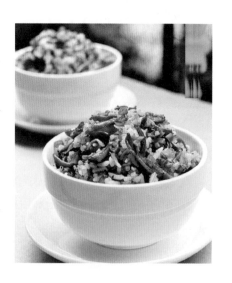

【应用】适用于虚劳，风湿痹痛，筋骨软弱。

【提示】鳝鱼性温味甘，能补中益血。甘温能通血脉，疗风邪，所以本品对久患风湿痹痛有较好的辅助治疗作用。

血糯八宝饭

【原料】大枣20只，龙眼肉50克，葡萄干50克，当归6克，黄芪30克，白扁豆50克，莲肉200克，血糯米400克。

【制作】

（1）洗净大枣、葡萄干、白扁豆、莲肉等，蒸熟；

（2）将当归、黄芪煮汤；

（3）血糯米洗净后加入当归、黄芪汤汁，代水做成蒸饭；

（4）取一大碗，内涂猪油，在碗底放上上述各味，把蒸好的血糯米饭放入碗中压紧，再蒸20分钟，倒入大盘内，浇上糖水或蜂蜜即可。

【功效】益气养血。

【应用】适用于体虚贫血。

【提示】大枣补中益气养血，葡萄干补气血，白扁豆健脾益气，龙眼肉补心脾、益气血，莲肉补养心血，当归、黄芪是古代当归补血汤，具有益气补血功效，而血糯米也有补血作用。本品香甜可口。

➤ **常用药粥**

藕粥

【原料】鲜老藕适量，粳米100克，红糖或砂糖少许。

【制作】

（1）将鲜老藕洗净，切成薄片；

（2）粳米洗净，加入藕片、红糖，加水适量煮成稀粥。

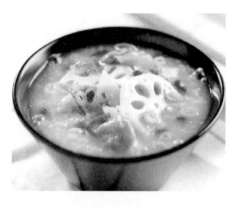

【功效】养心、益肾、补脾、涩肠。

【应用】适用于老年虚弱、食欲不佳、大便溏薄、口干舌燥等。

【提示】藕生吃可清热，凉血，散瘀，熟食可健脾，开胃，养血，止泻，有可磨成粉即为藕粉。藕的营养也很丰富，含有碳水化合物、蛋白质、维生素C等，还富有钙、磷、铁等矿物质，可作为一种长期食用的滋补品，也是老年人的理想食品。

百合粥

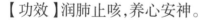

【原料】鲜百合50克（干百合30克），粳米100克，冰糖（或白糖）适量。

【制作】

（1）鲜百合洗净，去皮（干百合磨粉），备用；

（2）把粳米淘洗干净，放入锅中，加水适量，置大火上烧开，再用小火熬制半熟，将百合放入锅内，同煮成粥，最后加适量的糖即可。

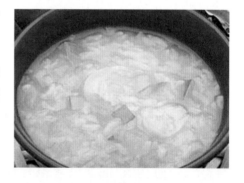

【功效】润肺止咳，养心安神。

【应用】适用于肺热、肺燥干咳，热病恢复期余热未清。

【提示】此方见于《本草纲目》。中医认为百合性微寒平，具有清火、润肺、安神的功效。但注意百合对风寒咳嗽，中寒便溏者忌用。

黄芪粥

【原料】生黄芪30~60克，粳米100克，红糖少量，陈皮末1克左右。

【制作】

（1）将生黄芪切成薄片，放入锅内，加适量水，浓煎去渣，取汁备用；

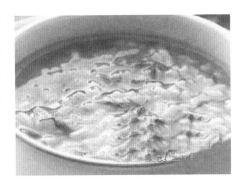

（2）把粳米淘洗干净，连同黄芪汁、红糖一起放入锅内，加水适量，在大火上煮开，再用小火熬煮，将成时加入陈皮末，再煮沸即可。

【功效】补益元气，健脾养胃，利水消肿。

【应用】适用于劳倦内伤、慢性腹泻、体虚自汗、老年性浮肿、慢性肝炎、慢性肾炎、疮疡久溃不收口等。

【提示】中医临床常用于治疗脾肺气虚、中气下陷、体虚多汗、痈疽不溃或久溃不敛、气虚水肿以及血痹麻木、中风后遗症、消渴等。历代认为黄芪能补五脏诸虚，如强心、护肝、健脾、补肺、益肾。但对有实证及阴虚阳亢者忌服。

羊肉粥

【原料】鲜羊肉100克，粳米100克，调味品适量。

【制作】

（1）将鲜羊肉洗净，切成薄片，将生姜、葱切成颗粒备用；

（2）把粳米淘洗干净，同羊肉及调味品一起放入锅内，加水适量，用大火烧开，再用小火熬煮成粥即可。

【功效】益气血，暖脾胃，补虚损。

【应用】适用于阳气不足、气血亏损、体弱消瘦、恶寒怕冷、腰膝酸软等。

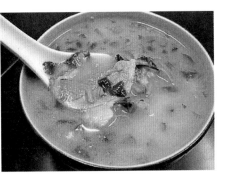

【提示】羊肉甘温、无毒。可补元阳，益精血。是一种滋补强壮的食品。可祛寒冷，温气血，益肾气，补形衰，开胃健力。如不习惯羊肉的膻味，可以先与萝卜同煮，去掉萝卜与水，再煮则无膻味。由于阳虚患者冬天怕冷,所以宜在冬季服用羊肉粥更有裨益。但注意羊肉对阴虚(舌光无苔)有热的患者不宜食用。

鲤鱼汁粥

【原料】鲤鱼1条(约500克左右),糯米100克,葱白适量,豆豉适量。

【制作】

(1)将鲤鱼去鳞、鳃和内脏,洗净后放入锅内,加入葱白、豆豉,水

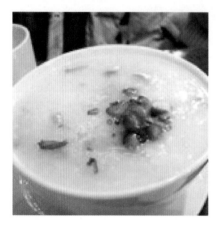

适量,用大火烧开,小火煮熟,将鱼汤汁倒出备用;

(2)将糯米淘洗干净,放入锅中,加入鱼汤汁及水适量,用大火烧开,再用小火熬煮成粥。

【功效】利水,消肿,下气,通乳。

【应用】适用于水肿胀满、脚气、黄疸、咳嗽气逆、乳汁不通。

【提示】鲤鱼味甘、性平,有健脾开胃,利尿消肿,止咳平喘,安胎通乳,清热解毒等功效。适宜营养不良性水肿、脚气浮肿、咳喘者食用。鲤鱼也是中医讲的发物,故有实证患者,素体阳亢及疮疡者慎食。

 互动学习

1.判断题:

(1)油腻的食物更易造成消化不良,又有可能加重老年人的慢性病症状,如可使血脂、血糖或血压增高。　　　　　　　　　　(　　)

(2)豆豉、马齿苋、苦瓜、莲藕、韭菜、葱都属于寒性食物。　(　　)

(3)头晕目眩,少气懒于说话,疲倦乏力,脉虚无力之气虚之人应该多吃苦味食物。　　　　　　　　　　　　　　　　　　(　　)

（4）患有恶风寒，骨节酸痛，鼻塞流清涕，舌苔薄白，脉浮紧的风寒感冒病症之人应该多吃生姜。 （ ）

（5）荠菜味甘性平，具有和脾，益胃，利水，止血，明目的功效。（ ）

2. 思考题：请根据自己的体质，结合教材内容，列出适合自己的常见食物。

参考答案

1. 判断题：（1）√；（2） ；（3） ；（4）√；（5）√。

2. 思考题提示：注意在生活中反复学习食物的温凉及五味
特点，以利于自身健康。

 拓展学习

延伸阅读

老年人要更注重食品安全

少吃、尽量不吃垃圾食品

垃圾食品共有10大类：包括油炸食品、腌制食品、加工食品、饼干、汽水、方便食品、蜜饯、罐头食品、冷冻食品以及烧烤食品。可以讲这些食品已经走进千家万户，不少的民众非但不担心其危害，反而是吃得津津有味。下面就垃圾食品中典型的例子作具体分析：

1. 充气饮料

这是一种含糖量甚高的食物。一小罐饮料355毫升中含39克白糖，1.5升装的则为120克白糖，相当于一两多植物油。经常饮用,或用以替代饮水,无疑是在制造肥胖。由于其所含的化学成分,可导致体内大量钙铁锌的流失,促使贫血、缺锌和骨质疏松的发生。

2. 洋快餐

如炸鸡块、炸鸡腿有一定的诱惑力。但它不仅食物的结构不健康,是三高一低的典型;而且,由于鸡是热性食物,炸鸡是热上加热,可使人内热加重、口气重、便秘、脸上发痘子,使机体处于容易生病的状态。

3. 方便面

这是使用棕榈油炸的,棕榈油是一种饱和脂肪酸,对人体健康不利。而且,在高温油中会产生一种有害的毒素叫丙烯酰胺。反复炸的油脂也会氧化,损害人体组织的细胞膜。因此,方便面不可常吃、多吃。偶然想吃,一定要吃过汤面,就是用开水先泡过两次,使不好的油质弃去后再吃。方便面的调味包含有较多的味精和盐,一次半包即可,理想的方法是自己做汤。

4. 休闲食品

这些食品口味好、质地脆、有香味,非常有吸引力,是看电视、聊天、朋友聚会、哄孩子的最佳选择。但这类食品大多是由面粉、味精、盐、香料、油脂所组成,能量高,盐又多,可能造成肥胖,或诱发高血压,最好少吃。膨化食品也是这一类食品,要控制吃。

5. 加工食品

这些食品中常含有防腐剂、色素,甚至含有抗菌素,多吃对人体有害,所以也宜少吃。

应对食品安全的家庭采购法则

食品安全是当前大家很关注的问题,对于家庭来说,蔬菜瓜果每天的摄入量较大,但这又是易受环境污染的食物,所以安全选择意义很大。由于一般市民不懂如何识别,这里向大家介绍家庭采购的十大法则。

✧ 一些在大小、颜色、气味、口味上较为夸张,或有异样气味的食品要少买。

✧ 一些反季节的果蔬要慎买。

✧ 价格比同类产品低许多的要慎买。

✧ 不要常吃相同的食品,要轮着吃多样食品。

✧ 一些商标、标识、品名、产地与名牌产品很相似的,外观容易产生混淆的食品要慎买。

✧ 注意尽量购买知名品牌的食品,尽量到大超市、大商场购买。

✧ 注意看清食品标签,上面应注有:生产日期、保质期、配料表、厂名、厂址及产品执行标准。

✧ 尽量购买标签上加贴了QS(质量安全)标识的食品。

✧ 有条件可以购买有机食品。

✧ 避免购买添加多种甜味剂、防腐剂及色素的食品。熟食店食品要慎买。

老年人膳食要适应自己胃肠道消化能力

老年人的膳食需要营养全面与均衡,满足老年人正常新陈代谢所需,以增加抵抗力,延缓衰老。但是老年人气血已有亏损,消化能力逐渐降低。因此,老年人的膳食除了要选择适宜的食材外,还应注意膳食的质地、就餐次数与速度、摄入数量以及食物温度。

首先,老年人的膳食质地要软烂,因为他们的唾液淀粉酶、胃酸、胃淀粉酶、胰脂肪酶和淀粉酶等消化液的分泌减少,加之肠道蠕动减弱,消化功能较差,如果食用没有煮烂或不易嚼碎的较硬食物,易引起胃部不适,增加胃肠道疾病的发生概率。老年人的膳食要注意清淡少盐,少刺激性的食物,避免经常吃油炸、烧烤食品,少用调料。

其次，老年人的餐次可以比年轻人多，一般宜少食多餐。老年人如吃得过饱，食物不能全部被消化，会有许多未消化的食糜团在肠道中长时间停留，经细菌发酵后会产生较多的气体，使人感到腹胀和不适。吃得过饱，对胃肠道也是一个沉重的负担，因此，每天可以安排4~5次，也就是在三餐之外，可以有1~2次点心。老年人进餐也不能太快，慢慢进食，充分咀嚼。他们的牙齿较稀，消化功能下降，如果不充分咀嚼，就会加重胃肠负担，影响食物的消化吸收。有的老年人镶有假牙，如果进食过快，还易将假牙吞入食道和胃，造成意外事故。

第三，老年人的膳食温度不能太烫，温度要合适。因为老年人的胃肠道黏膜变薄，腺体和小绒毛逐渐萎缩，对食物的刺激十分敏感，如果进食过烫或过冷的食物，都会对胃肠道产生刺激，影响消化功能。因此，老年人食物的温度应以20至40摄氏度为宜。吃烫粥、热汤、汤圆、小笼包子等都要慢慢吃，避免烫伤口腔黏膜。吃时要专心，不要说话或讲笑话，避免呛入器官。冰冻食物对老年人也不适宜，冰箱取出的食物最好放置室温后再吃。

老年人食品安全要注意哪些环节？

老年人饮食要安全。饮食之初就是食材的选购。食材不安全，如有污染，制作成菜肴就留下健康隐患；制作的方法不适宜年老之人，也易吃坏身体；食物的储存也要注意安全。老年人本来体衰，又有慢性疾病，遇到问题菜肴，受到的伤害后果就不可估量。为此，把好饮食安全就很重要。现建议如下：

1. 把好选材关

加工好的菜肴，不要去买。熟食店的食品，为了吸引眼球，总会加许多的调料、色素或防腐剂之类。而且，熟食店的食品来源及食材质量常常要带上问号。放在商店食柜里看起来琳琅满目，颜色鲜艳，其制作过程与地点常常不堪入目。一些腌制食品，如风鸡、风鹅,腊肠、香肚等尽量少吃,有些是发的食物,老年人要慎吃。方便食品如方便面、含有反式脂肪酸的夹心饼干、蛋糕、咖啡奶精也要少吃。老年人空余时间较多,到菜场购买新鲜食材,自己制作家庭菜肴,安全卫生、适合自己口味,吃下去自己放心。要注意食物的花色品种要多,一天的所有食物加在一起,要达到15~20种,多样化也可以提高食品的安全性,避免盯着少数几种食物吃,万一这些食物有问题就受害不浅。为了健康,要选择各种新鲜蔬菜与水果,其营养丰富,含有较多的维生素与矿物质,鸡鸭鱼肉要轮着吃。

2. 加工方法要合理

食物可以养人,也可以伤人。老年人脾胃功能减弱,所以不要采用油炸、烧烤类食品,这些食物不易消化,容易引起肠胃道不适,而且能量也很高,对高血压、高血脂、高血糖的慢性患者来讲也是不利的。加工菜肴时要清淡,少放盐及其他调料,不仅可减轻肾脏的负担,对高血压也有益处。老年人味觉退化了,口味都会重一些,因此,自己心中要有数,如果觉得菜肴有味道时,常常盐会放多了。一些刺激性的菜肴,如酸、辣、麻的菜肴要少吃,容易引起肠胃不适。菜肴制作要软一些、烂一些,容易消化吸收。冷菜冷饭要避免食用。

3. 注意食物保存

食物容易变质,所以吃剩的菜肴要放在冰箱内保存,尤其是夏天,气候炎热,容易滋生细菌。一般来说,蔬菜宜当天吃完,剩菜中含亚硝酸盐较多,对老年人健康不利。但也要注意冰箱不是保险箱。制作菜肴的量不宜多,实在吃不完的,数天后要重新加热处理。一旦发现异味,就不要再吃了,节省了食物,就浪费了身体。解冻的食物不能第二次放入冰箱冷藏。所以,如肉类较多,可以分成小包装,吃一次拿一份出来。要经常检查冰箱里贮存的食物,长时间不吃的要处理掉。

图书在版编目（CIP）数据

健康也能吃出来：合理膳食与老年健康/上海市学
习型社会建设与终身教育促进委员会办公室. —2版.
—北京：科学出版社，2015.7
上海市老年教育普及教材
ISBN 978-7-03-044679-4

Ⅰ.①健… Ⅱ.①上… Ⅲ.①老年人—膳食营养 ②老
年人—保健—食谱 Ⅳ.①R153.3 ②TS972.163

中国版本图书馆CIP数据核字（2015）第124230号

健康也能吃出来——合理膳食与老年健康
上海市学习型社会建设与终身教育促进委员会办公室
责任编辑/潘志坚　黄金花

科学出版社 出版
北京东黄城根北街16号　邮编：100717
www.sciencep.com
上海锦佳印刷有限公司

开本720×1000　B5　印张5 3/4　字数71 000
2015年7月第二版第二次印刷

ISBN 978-7-03-044679-4
定价：26.00元